태권도 테라피

몸맘 살리기

태권도 테라피

몸맘 살리기

장길표 지음

출판
이안

태권도 테라피
몸맘 살리기

초판 인쇄 ㅣ 2019년 11월 12일
초판 발행 ㅣ 2019년 11월 15일

지 은 이 ㅣ 장길표

펴 낸 곳 ㅣ 출판이안
펴 낸 이 ㅣ 이인환
등 록 ㅣ 2010년 제2010-4호
편 집 ㅣ 이도경, 김민주
주 소 ㅣ 경기도 이천시 호법면 단천리 414-6
전 화 ㅣ 010-2538-8468
팩 스 ㅣ 070-8283-7467
인 쇄 ㅣ 세종피앤피
이 메 일 ㅣ yakyeo@hanmail.net

ISBN : 979-11-85772-68-4(03510)

「이 도서의 국립중앙도서관 출판예정도서목록(CIP)은 서지
정보유통지원시스템 홈페이지(http://seoji.nl.go.kr)와 국가
자료공동목록시스템(http://www.nl.go.kr/kolisnet)에서 이
용하실 수 있습니다. (CIP제어번호 : CIP2019042509)」

값 13,800원

언제나 젊고 건강한 삶을 위하여

"아프지 않게 해주세요."
"10년은 젊게 해주세요."
"지금보다 예쁘게 해주세요."

여러분은 누군가가 이 중에 한 가지 소원만 들어준다면
어느 것을 선택하겠습니까?

반대로 여러분이 누군가의 소원을 들어줘야 한다면 이
중에 어떤 것을 들어주시겠습니까?

몸맘 살리기 건강강좌에서는 많은 이들이 "아프지 않게
해주세요"를 선택했습니다. 아프다 보니 젊음이나 외모는
눈에 들어오지 않은 까닭입니다.

그런데 이런 이들을 볼 때는 안타깝기만 합니다. 그동안
태권도 건강 테라피의 경험으로 볼 때는 "10년은 젊게 해주
세요"가 훨씬 중요한 선택이기 때문입니다. "아프지 않게 해

달라"와 "지금보다 예쁘게 해달라"는 것은 기껏해야 그것 하나를 얻을 수 있지만, "10년은 젊게 해달라"는 것은 이것 하나로 위의 세 가지 모두를 한꺼번에 얻을 수 있는 소원입니다. 저는 확신합니다. 젊게 사는 것이 건강의 완성입니다.

지금부터 몸맘 살리기에서 강조하는 '내공쌓기'와 '마사지 테라피'는 여러분을 지금보다 10년은 젊게 할 것입니다. 아파서 몸을 꼼짝도 못하던 이들이 몸맘 살리기 요법을 통해 건강은 물론 탱탱하고 젊은 피부 미용 효과를 얻은 결과들이 이를 증명합니다.

이 책에는 오랫동안 태권도로 다져온 저만의 '내공쌓기'와 언제나 10년은 젊게 사는 저만의 '건강비법'이 담겨 있습니다. 비만으로 다이어트를 걱정하는 이들이나 조금이라도 더 예뻐보이고 싶어 피부미용에 민감한 이들, 스트레스로 몸을 축내는 이들, 그리고 원인 모를 병으로 몸을 마음대로 쓸 수 없어 고통을 겪는 이들에게 희망을 주고 싶어서 용기를 냈습니다.

지금 이 순간 이 책을 펼친 모든 독자님들께 저의 모든 기쁨을 드립니다.

한때 어려운 상황에 처했을 때도 "당신이 성실하게 사는 것을 알기에 떠날 수가 없네요."라며 묵묵히 자리를 지키며 응원해준 아내에게 진심으로 사랑한다는 말을 전합니다. 아빠라면 무조건 수퍼맨으로 믿고 따라주는 아이들에게도 고맙다는 말을 빠트릴 수 없습니다.

끝으로 언제나 '몸맘 살리기'와 함께 하면서 항상 젊게 사는 비결을 증명해주는 동료들과 제자들, 그리고 묵묵히 응원과 후원을 해주는 저를 아는 모든 이들에게 감사를 전합니다.

우리 모두 젊게 사는 것으로 건강을 완성하는 그 날을 위하여 오늘도 힘차게 외쳐봅니다.

파이팅!

팔당호수가 바라보이는 남종면에서

장길표

: CONTENTS

2부   일상으로 챙기는 내공 쌓기

3부　라면 한 그릇으로라도

4부 나의 선택 나의 삶

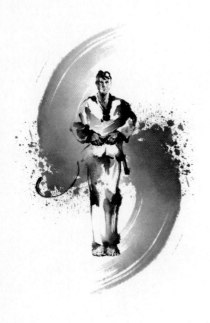

〈몸맘 살리기〉 운동교실　1부

다
이
어
트
는　마
사
지
로

비만으로 지출된 국가적인 손실이 10조 원에 임박한 것으로 나타났다. 비만을 잡기 위해 다이어트와 관련된 프로그램과 논문이 많이 발표되고 있다. 그만큼 비만은 자기를 죽이는 질병으로 자리잡고 있다.

비만은 관절, 허리, 근육, 인대 등 모든 부분에 부담을 준다. 그래서 자주 넘어지기도 한다. 비만인 사람이 넘어졌는데 발목의 골절로 세 군데나 핀을 박는 대수술을 해야 할 정도였다. 또한 비만은 당뇨, 고혈압, 뇌졸중 등 모든 병의 근원이다.

배고팠던 시절에는 배 나오면 인덕이라고 배고픈 이들의 부러움이라도 샀지만, 지금은 살이 찌면 자기관리 소홀했다고 손가락질을 받을 정도니, 건강만을 위해서가 아니라 자기관리를 잘한 사람으로 인정받기 위해서라도 살을 빼야 하는 시대가 되었다.

비만은 태생적으로 비만 세포를 갖고 태어난 사람도 있지만, 지금 대부분의 비만은 편리한 생활과 풍부한 먹을거리로 활동량은 줄고, 먹는 것은 늘었기 때문인 경우가 많다. 즉 많이 먹고 적게 움직여서 생기는 병인 것이다.

비만은 모세혈관과 림프절이 막혀서 생기는 질병이기도 하다. 사람의 겨드랑이에 있는 림프절은 폐수처리장 같은 곳으로 인체의 독소가 쌓이면 과부하가 되어 살이 붓고 찌게 된다. 여자들이 출산하고 나면 살이 찌는 경우가 많은데, 이때도 부은 것이 쌓여서 비만으로 가는 것이다.

이렇게 부은 살을 빼려면 이곳을 마사지해 주어야 한다. 막힌 모세혈관과 림프절을 잘 풀어만 줘도 비만 해소에 큰 효과를 볼 수 있다.

비만에서 탈출하는 데는 마사지 다이어트가 최고다. 마사지로 막힌 곳을 뚫어주고, 몸속에 쓰레기를 잘 치워주면 간단히 해결되기 때문이다.

군대에서 대표선수 생활할 때 20일만에 20kg를 뺀 적이 있다. 다이어트를 꿈꾸는 사람에게는 꿈같은 희소식이다. 이런 이야기를 하면 놀라서 이렇게 묻는 이들이 많다.

"어떻게 빼는 거죠?"

비법은 간단하다. 다이어트는 체중을 감량하는 것이 아니라 체지방 셀룰라이트를 줄이는 것을 목표로 해야 한다. 셀룰라이트는 지방과 노폐물 수분이 합쳐져서 덩어리가 된 것이다. 이것을 해결하는 데는 운동이 최고다.

이때 시간이 부족하거나 몸이 너무 불어 운동이 힘들다면 경락 마사지를 받는 것이 좋다. 음식을 안 먹거나 약을 먹으며 살을 빼는 다이어트는 요요 현상이 금방 일어날 수도 있고, 설혹 체중은 빠질지라도 피부가 처지는 바람에 매력을 잃을 수 있다. 하지만 경락 마사지는 체중보다 체형의 변화를 먼저 일으켜 아름다운 몸매를 만들면서 체중도 빼는 일석이조의 효과를 얻을 수 있다.

다이어트는 마사지로!
피부는 탱탱하게!
몸매는 날씬하게!
건강은 확실하게!

경락 마사지는 비만뿐만 아니라 피부 미용에도 특효약이다. 실제로 아픈 이들이 경락 마사지를 받으면서 건강을 되찾고 탱탱한 피부를 유지한 사례는 무궁무진하다.
다이어트와 건강을 함께 잡는 경락 마사지!
여러분에게 자신있게 권하는 이유가 여기에 있다.

예쁜 것을 싫어하는 사람은 없다. 예전에는 주로 여자들이 예뻐지려고 노력했는데, 요즘은 남자들도 예뻐지기 위해 미용에 상당한 신경을 쓰고 있다.

이제 예뻐지는 것은 남녀노소를 막론하고 누구나 갖고 있는 욕망이다. 예뻐지고 싶은 욕망은 숨 쉬는 동안은 누구도 버릴 수 없다.

그런데 어쩔 것인가?

예뻐지고 싶은 욕망을 가로막는 노화라는 놈이 있으니! 노화가 되면 이중 턱과 팔자주름이 생기고, 턱은 호두처럼 쭈글쭈글 해지니 아무리 예뻐지고 싶어도 나이 앞에는 장사가 없다.

노화는 혈액순환이 안 되어서 일어나는 일이다. 혈액순환을 잘 되게 만든다면, 비록 세월을 이길 수는 없지만, 그래도 세월에 속수무책으로 당하는 것보다 훨씬 오랫동안 예쁜 피부를 간직할 수 있다. 즉 노화에 맞서 피부 미용은 어느 정도 유지할 수 있다. 지금보다 10년은 훨씬 젊게 만들 수 있다.

나는 피부미용을 오랫동안 공부했다. 고생 많이 해서 국가자격증도 취득했다. 그동안의 경험을 바탕으로 피부미용을 한 마디로 요약한다면 이렇게 말할 수 있다.

"혈자리 몇 군데 만져주면서 모세혈관 막힌 데를 풀어주면 얼굴에 탄력이 생기면서 지금보다 10년은 훨씬 젊어 보인다."

실제로 경락 마사지를 하기 전과 후의 찍은 사진을 보여주며 비포&애프터를 직접 확인하게 해주면 모든 사람이 놀란다. 당장 눈앞에서 자신의 피부가 좋아진 것을 확인할 수 있기 때문이다.

피부미용의 가장 좋은 방법은 나와 같은 전문가의 도움을 받는 것이다. 그 다음에 수시로 혼자 할 수 있는 방법을 배워서 매뉴얼대로만 하면 얼마든지 셀프 마사지를 해나갈 수 있다.

얼굴의 혈을 풀어주고 경추를 바로 잡아주면 교정은 충분하다. 손만 게으르지 않으면 평생 아름다운 얼굴을 유지할 수 있다.

일주일에 한두 번씩 십 년 동안 관리해드린 분이 있다. 사람들이 그 분을 볼 때마다 나이를 거꾸로 먹는다고 했다. 피부의 노화를 풀어주니까 훨씬 젊고 행복한 삶을 누릴 수 있어 좋다고 했다.

모 건강 식품업체에서 1년 6개월간 매주 몇 시간씩 카이로프락틱 마사지 스킨케어 비만 관리 등을 강의한 적이 있다. 이때 비만 관리를 해주니까 계속 해달라는 요청이 들어왔다.

여기에서 한 발 더 나아가 이제 피부 미용 관리에 들어가니까 다른 것은 필요 없고 얼굴 관리만 강의해 달라는 요청이 들어왔다. 그때 얼굴 피부 관리에 많은 사람들이 관심을 갖고 있다는 것을 알 수 있었다.

마사지의 핵심은 얼굴이다. 얼굴을 풀지 못하면 아무리 마사지를 잘 해도 인체의 절반 정도는 풀지 못한다.

얼굴이 예뻐지고 피부 탄력을 좋게 하려면 막힌 경혈을 잘 풀어주고, 모세혈관을 잘 풀어줘서 혈액순환이 잘되게 하면 된다.

그러면 보이지 않는 내면까지 아름다워지기에 그 효과를 더욱 오래 간직할 수 있다.

경험으로 완성한
경락 마사지

구즉통(久則通), 오래 하면 통한다는 말이다. 어떤 분야든지 포기하지 않고 계속 한 우물을 파다 보면 어느 날엔가 성공에 이른다는 말이다.

고 염송옥 박사님께 경락을 배울 때의 일이다. 박사님의 강의를 듣다 보니 70~80%는 내가 제자들에게 가르친 것과 똑같은 내용들이었다. 마치 내 강의를 듣고 그대로 옮겨 놓은 듯했다.

나는 전공이 스포츠 마사지고 그분은 경락인데 어떻게 이런 일이 있을 수 있을까?

그때 알았다. 구즉통, 서로 다른 일을 해도 오래 하다 보면 통하는 것이 있기 마련이라는 것을, 건강이라는 같은 일을 하다 보니 더욱 그렇다는 것을.

나는 태권도를 시작하고 나서 지각이나 결석을 한 번도 해본 적이 없다. 훈련도 대충한 적이 없다.

어느 날은 잠을 잘못 잤는지 목을 움직일 수가 없어서 관장님께 말씀드렸다.

"오늘은 운동을 관람만 해도 되겠습니까?"

"알아서 해!"

관장님은 "그러라"고 하지 않고, "알아서 해"라고 하셨다. 세상에 알아서 하라니? 차마 앉아서 관람만 할 수 없어서 그냥 따라 했다. 그 날 따라 강한 훈련을 시켰다. 그때 놀라운 경험을 했다. 마음을 굳게 먹고 따라 하니까 목이 움직이기 시작했다.

몸이란 그렇다. 마음을 먹으면 몸은 어떻게든 따라 움직이기 마련이다. 꾸준히 열심히 언제나 그 자리에 한 가지만 하다 보니까 뭔가 통한다는 것을 체험한 것이다.

내가 나만의 경락을 완성할 수 있었던 것도 이처럼 끈기가 있었기 때문이다. 한번 하면 끝장을 볼 때까지 하고, 그렇게 하다 보니 어떤 것이든 나민의 것으로 만들 수 있었다.

태권도는 몸과 기를 다루는 운동이다. 태권도라는 한 분야에 최선을 다하다 보니 신체의 신비를 알게 되었고, 그중에서 경락의 구조를 꿰뚫어 보게 되면서 자연스레 경락 마사지도 익히게 된 것이다.

경락 마사지를 받은 사람들이 내게서 내공을 느낄 수 있다고 하는 것도 다 구즙통, 즉 오랜 경험으로 체화시켜온 노력이 있기 때문에 가능한 일이다.

고수는
말이 아니라 내공

　중국에서 수년 간 태극권을 배워온 고수가 있었다. 서로
다른 운동을 하는 중에 알게 되었는데 무술인인 내가 봐도
상당히 고수였다. 그는 내가 태권도인이라고 했을 때 은근
히 깔보고 있었다.

　"태권도는 dog판이다."

　이런 말을 들을 때 기분은 나빴지만 나는 그냥 받아 들였
다.

　"아, 그렇죠."

　그렇게 말없이 들어만 주다가 어느 날 함께 어울려 축구
를 하게 될 때 강한 슛팅으로 내공을 선보였다.

"어떻게 그렇게 세게 찰 수가 있죠?"

"이게 내공의 힘입니다. 한번 보여드릴까요?"

그가 보여달라고 하기에 그 자리에서 얼굴 높이에 손바닥을 펴서 타깃으로 들고 있으라고 했다. 점프를 살짝 한 후에 발등으로 툭 치고 부드럽게 착지했다.

"와, 손바닥이 마치 쇠파이프에 맞은 것 같아요."

그때 비로소 이게 바로 태권도가 갖고 있는 내공의 힘이라며 간단하게 말했다.

"이제부터 내 앞에서 태권도 dog판이라고 하지 마세요, 알았죠?"

그 후로 그는 내 앞에서 함부로 무술이니, 내공이니 하는 말을 하지 못했다.

누가 나에게 전공인 태권도에 대해서 비판을 하면 아무 말 안 하고 들어준다. 그러다 기회가 되면 살짝 맛을 보여줌으로 상대의 생각이 잘못되었음을 일깨워주고 있다. 백 마디 말보다 한번 체험을 시켜주는 것으로 확실한 효과를 보여주었다. 말보다 내공의 힘을 경험한 이들은 더 이상 토를 달지 못했다.

축구장에서 선수 한 명이 헤딩을 하다 뒤로 넘어져서 뇌진탕이 일어났다. 눈이 돌아가고 혀가 말려서 숨이 넘어갈 것만 같았다. 목을 살짝 만져보니 경추가 틀어지면서 기도를 막고 있었다. 얼른 살짝 교정을 해 주었더니 금방 정상으로 돌아왔다.

경기장에 내가 없었더라면 생사도 장담 못할 상황이었다. 다행히 그 선수는 지금도 정상으로 활동하고 있다. 나는 일에 보람을 느끼며 삼십 년 동안 국제대회와 국내대회 때 선수들의 부상관리를 해왔다.

부상을 당했을 때는 초기대응이 중요하다. 아무리 119가 빨리 오더라도 초기에 응급처치를 잘못하면 큰일 날 뻔한 일들이 많다.

요즘은 응급처치를 학교나 단체에서 많이 배우기 때문에 심장마비가 왔을 때는 심폐소생술로 살리는 경우도 있다.

"계속 뛰게 할 거냐? 쉬게 할 거냐?"

운동 중에 선수가 부상을 당한 초기이거나, 선수가 많이 지쳐 있을 때는 당사자인 선수뿐만 아니라 감독이나 코치들도 많은 고민을 한다. 하루 이틀 하고 말 선수생활이 아니기에 나중을 위해서라면 쉬어야 하지만, 당장 눈앞에 중요한 승부가 걸려 있을 때는 과연 어떤 것이 최선인지 고민하게 되는 것이다. 특히 선수가 팀의 에이스일 경우는 더욱 그렇다.

이럴 때는 초기대응이 선택의 기준이 되어야 한다. 초기에 대응을 제대로 하지 못하면 선수 생명이 끝날 수 있다.

그렇다면 어떻게 무슨 일이 생길 때 초기대응을 잘 해나갈 수 있을까? 무엇이든지 좀 멀리 보고 여유를 가져야 한다.

몸맘 살리기도 마찬가지다. 몸과 맘을 상하게 하는 가장 주된 적은 조바심이다. 조바심을 내다보면 상황을 제대로 보지 못하고, 몸과 맘을 위해 한다는 것들이 오히려 몸과 맘을 해치는 길로 빠지기 십상이다. 따라서 몸맘을 살리기 위해서는 무엇보다 먼저 조바심을 버려야 한다.

어떻게 조바심을 버릴 것인가? 모든 것을 좀 더 멀리 보고 먼저 마음의 여유를 챙겨야 한다. 무슨 일을 하든 당장 결과를 얻으려 하지 말고, 그 결과를 얻어가는 과정을 즐기는 여유를 가져야 한다. 그것이 몸과 맘의 건강을 챙겨나가는 가장 확실한 방법이다.

화가 날 때는 가슴을 쓸자

전봇대와 싸운 전설적인 인물이 있다. 술 한 잔 얼큰하게 마시고 가는데 누군가 앞을 가로막고 서 있었다.

"비켜! 비켜!"

몇 번을 했는데도 떡 버티고 있더란다. 태권도로 혼내주고 싶어서 사이드 스텝으로 빠지면서 돌려차기 한방을 날렸다. 그 순간 번쩍 정신이 들었다. 전봇대를 걷어찬 자신의 발이 더 아팠기 때문이다.

세상이 다 이렇다. 화가 난다고 자기 성질대로 하면 결국 고생하는 것은 내 몸이다. 전봇대가 어디 아프기나 하겠나?

괜히 자기 발만 아플 뿐이다.

화가 난다면 먼저 상황을 살펴봐야 한다. 상황을 살펴보지 못하고 먼저 화부터 냈다가는 이미 화를 냈다는 그 자체만으로 자신에게 더 큰 손해가 돌아오기 마련이다.

그렇다고 무조건 화를 참으라는 말이 아니다. 화는 참다 보면 나중에 더 크게 폭발할 수가 있다. 아니, 그 전에 화를 참기만 하다 홧병에 걸려 더 큰 손해를 볼 수가 있다.

화는 참는 것이 아니라 잘 푸는 방법을 찾아야 한다. 화를 그때그때 풀어놓지 못하면 어떻게든 내 몸과 맘을 상하게 만들기 때문이다.

화는 본능이라 화가 나는 것을 막을 수 없다. 따라서 화가 났을 때는 얼른 다른 에너지로 화풀이를 최소화 할 줄 알아야 한다. 화가 나도 취해야 할 행동과 취하지 말아야 할 행동을 가슴에 새기고 평소에 실천해 나가야 한다.

화가 날 때 해야 할 일

오목가슴, 즉 턱 아래부터 명치급소까지 손바닥으로 쓸어내리자.

양쪽 유두 사이 정중앙에 있는 '전중'이라는 곳이 스트레스 혈 자리인데, 쇄골 부위부터 명치 아래까지 쓸어주면 스트레스가 확 풀리는 것을 느낄 수 있다.

여기에는 '심포'라는 장기, 폐와 심장의 열을 식혀주는 기관인 '관상동맥'이 있다. 관상동맥을 쓸어내리면 열이 발생되는 것을 막을 수 있다. 이곳을 쓸어내리면 심장에서 출발한 화가 뇌로 올라가는 것을 막아주기에 화가 몸과 맘을 해치는 것을 예방하는 효과를 얻을 수 있다.

화가 날 때 하지 말아야 할 일

손을 심장 위로 올리지 말아야 한다.

화날 때 손을 심장 위로 올리면, 마치 자동차의 급발진처럼 뇌에 강한 임팩트를 주게 된다. 그러면 혈압이 오르고, 혈관이 터지고, 난리도 정말 큰 난리를 일으킬 수 있다. 이

것을 실험하고 싶다면 한번 다음과 같이 해보자.

먼저 육두문자를 쓰면서 손을 심장 위나 머리 위로 올려보자. 뒷골이 섬찟해 지는 것을 느낄 수 있다.

다음에는 차렷 자세, 즉 두 손을 양쪽 바지의 재봉 선에 맞추고 고함을 지르든, 똑같은 육두문자를 써보자. 이 자세는 심장이나 뇌에 아무런 충격을 주지 않아 내 몸에 아무런 변화가 없는 것을 느낄 수 있다.

화가 날 때는 일단 손을 심장 위로 올리지 말아야 한다. 두 손을 최대한 심장 아래로 내려야 한다.

"살면서 제일 참기 어려운 게 뭐예요?"

누군가 물었다.

식욕? 성욕?

뭐 이런 질문인 줄 알고 얼른 대답했다.

"성욕 아니겠어요?"

"땡!"

"그럼 식욕이요?"

"땡!"

"그럼 뭔데요?"

"대소변 참는 거요."

후후, 배설욕구란 말이다.

하긴 대소변은 급해도 고민이고 너무 안 나와도 고민이다. 설사도 고민이지만, 변비도 정말 큰 고민인 것이다.

일주일 금식 후에 너무 시장한 나머지 새우랑 소고기를 잔뜩 먹었다. 그 후로 며칠 동안 염소 똥같이 콩알만한 변만 나오는데 항문이 막혀 죽는 줄 알았다.

허리디스크 수술로 사흘 동안 변을 못 보다가 나흘째 겨우 보게 된 적도 있는데, 정말 그 순간은 저절로 "대한독립만세!"가 되더라.

이런 경험을 떠올리다 보니 배설 욕구만큼 참기 힘든 것도 없다는 것을 금방 이해할 수 있었다.

후배 중에 하나가 반바지만 입고 버스를 탔는데 힘을 잘못 쥐서 변이 나와 버렸다고 한다. 그나마 팬티를 입었으면 괜찮았을 텐데, 발밑으로 떨어지는 변을 발로 이리저리

미느라 혼이 났다고 한다. 그나마 건강해서, 장이 튼튼해서 단단한 변이 나왔기에 망정이지 설사였으면 더 큰 난리가 났을 것이 분명하다.

대소변 참는 것에 비하면 식욕과 성욕은 쩝도 안 된다. 배설을 잘 하는 사람이 건강하다는 얘기는 이것으로 충분히 증명되고 있다.

태권도 도장을 운영할 때 초등학교 1학년 아이가 있었다.

"사범님, 반갑습니다."

어느 날 도장에 와서 인사를 하며 배치기를 했는데 과장 좀 해서 장 파열이 일어날 뻔했다. 무방비 상태에서 배치기를 당하니까 하늘이 노랗게 변했다.

이 아이가 화장실에서 변을 보고 물을 내리는데 변은 꿈적하지 않고 물만 내려갔다. 변이 워낙 굵고 무게감이 있으니까 그런 것이다. 그만큼 아이는 장이 튼튼했다. 그것이 배에 넘치는 힘으로 나타난 것이다.

변을 보고 항문을 닦는 동물은 인간밖에 없다. 청결로 치면 좋은 거지만, 스트레스로 치면 좋지만은 않은 것이다. 인간은 각종 스트레스로 인해 변이 물러져서 닦지 않으면 안 되게 변해 버린 것인데, 항문을 닦는 일 자체가 스트레스를 주니 변을 닦아야만 하는 운명에서 벗어날 길이 없다.

이에 반해 다른 동물은 딱딱한 변을 보기에 항문을 닦을 이유가 없는 경우가 많다. 마찬가지로 건강한 사람은 가래떡처럼 한 방에 길게 쾌변을 본다. 이런 변을 봤을 때는 습관으로 닦지 않을 때 찝찝하다는 마음을 버리지 못해서 그렇지, 사실 다른 동물들처럼 닦지 않는 것이 건강에 훨씬 좋을 수 있다.

호랑이 하고 인간이 친하지 않은 이유라는 우스갯소리가
있다.

조물주가 태초를 창조하면서 동물들에게 짝짓기 횟수와
시간, 대상을 정해줄 때였다고 한다. 이때 조물주는 힘이
약한 동물부터 한 달, 혹은 일 년에 몇 번 할 것인지 정해주
기 시작했다고 한다.

토끼, 염소, 양, 닭은 짝짓기 횟수보다 대상을 더 많이 해
달라고 해서 수컷이 20마리 이상의 암컷을 소유할 수 있도
록 했다고 한다. 이런 동물들이 짝짓기를 할 때 시간이나 횟
수는 짧은 이유가 여기에 있다는 것이다. 이런 동물들은 대

신 대상을 얼마든지 바꿀 수 있는 혜택을 누렸다는 것이다.

사막거미는 짝짓기를 하려면 목숨을 내걸게 했고, 오스트리아 쥐처럼 생긴 동물은 죽을 때까지 짝짓기를 하도록 만들었다는 것이다.

북극곰은 수십 킬로미터 찾아가서 짝을 지어야 해서 생식기에 금이 갈 때까지 하게 했다는 것이다. 사자가 며칠 동안에 수십 번의 짝짓기를 할 수 있는 이유도 여기에 있다고 한다.

그때 호랑이는 힘이 세니까 짝짓기를 더 많이 하라고 할 줄 알았는데 임신주기가 길다며 일 년에 한 번 하게 했다고 한다. 열 받은 호랑이가 조물주에게 항변해도 안 들어주니까 인간과 비교하며 이렇게 하소연을 했다고 한다.

"그러면 저와 임신주기가 같은 인간은 몇 번을 하게 했습니까?"

조물주는 아주 당연하다는 듯이 대답했다고 한다.

"인간은 힘이 닿는 대로 하게 했지!"

호랑이는 그때부터 인간에게 질투를 느껴서 인간을 미워했다는 것이다.

그래서 호랑이 하고 인간이 친하지 않게 된 것이라고 한다.

남자로서 결혼을 하면 일 년은 전쟁에도 나가지 말고 아내를 즐겁게 하라는 말이 성경에 있을 정도로 인간에게 성생활은 매우 중요하다. 종족 번식만이 아니라 정신적 육체적 쾌락을 위해 성생활을 하는 동물은 인간이 유일할 것이다. 오죽하면 호랑이가 인간의 성생활에 질투를 느낄 정도이겠는가? 그만큼 성생활은 인간의 삶에 활력을 주는 요소이다. 따라서 인간으로서 건강한 삶을 누리려면 먼저 결혼을 하고, 최대한 성생활을 즐길 수 있어야 한다.

"섹스와 돈은 가까이 하고 담배와 스트레스는 멀리 하라!"

- 미국 '포브스' 지

"한 달에 12번 이상 섹스를 하면 심혈관 질환이 절반으로 줄고 10년 이상 하면 기대 수명이 연장되며 유방암 걸릴 확률도 줄어든다."

- 프랑스의 프레데리크 살드만

"섹스는 창조다. 누군가와 섹스를 하면 성 에너지가 내 몸 속에 7년을 머무른다."

- 배정원의 '러브터치'에서

섹스는 정상적으로 결혼을 했다는 것을 전제로 많이 할 수록 좋다.

옛날의 궁중에서는 세자를 교육할 때 여자 다루는 법도 가르쳤다고 한다. 그때 성생활을 즐기는 비법으로 다룬 것 중에 하나가 바로 호흡법이다.

호흡은 무술의 기초다. 성생활도 무술처럼 호흡을 잘 맞춰야 한다. 그렇다면 어떻게 호흡을 맞출 것인가?

먼저 젖 먹던 힘을 떠올려보자. 바로 그 젖을 먹을 때의 호흡이 건강한 호흡법이다.

범고래는 덩치가 커서 아파트 8층 높이까지 자란다. 그런데 어린 범고래가 이 정도의 덩치까지 자랄 확률은 높지 않다. 어렸을 때 이동 중이거나 숨을 쉬러 수면 위로 올라갔다가 상어 떼의 공격으로 죽는 경우가 많기 때문이다.

그래서 범고래는 상어 떼의 공격을 피하기 위해 깊은 바다로 들어간다. 그런데 새끼 고래는 깊은 바다로 들어갈 만큼 호흡이 길지 않아 문제가 생긴다. 이때 어미 고래가 새끼 고래를 깊은 바다로 데리고 들어가는 방법이 있다. 그것은 바로 어미가 젖을 물리는 것이다. 새끼 고래는 젖 먹는 힘으로 호흡을 할 수 있어 깊은 바다까지 들어갈 수 있는 것이다.

여기에서 착안한 것이 바로 젖먹는 호흡법이다.

우리는 누구나 젖을 먹었던 기억이 있다. 그때 기억을 떠올려보자. 그 기억을 떠올리는 것이 힘들다면 엄지손가락을 엄마의 젖꼭지라 생각하고 입 속에 넣고 빠는 흉내를 내보자. 그리고 가만히 그때 들이쉬고 내쉬는 호흡법을 챙겨보자. 바로 그 호흡법이 성생활도 즐겁게 해주고, 내 몸과 맘에 최고의 내공을 생기게 해주는 것이다.

성생활을 즐기는 호흡법, 엄마의 젖 먹는 호흡법을 잘 떠올려보자. 평소에 그 호흡법을 잘 유지할 수 있다면 이미 건강은 다 이룬 것이나 마찬가지다.

어금니를 꽉 물면
생기는 힘

어금니를 악 물면 내공이 생긴다.
따라서 평소에 치아 관리를 잘 해야 한다.

야구에서 투수들이 세게 던지려고 무의식적으로 이를 악
물고 던지다가 어금니를 망가트리는 경우가 있다. 간혹 어
금니를 보호하고자 마우스피스를 끼고 던지는 선수가 있을
정도다.

무슨 일을 할 때 최고의 내공을 발휘하고 싶다면 먼저 어
금니부터 꽉 물어보자.

무술과 의술이 합쳐지면 완전해진다. 실제로 처음에는 몸이 약해서 무술을 시작했는데 어느 날 의술의 고수가 된 이들도 많다.

중국 무술은 철학을 바탕으로 의술과 합쳐진 것이 많다. 그래서 무술인 중에는 의술에 정통한 이들도 많다. 한때 전 국민에게 인기를 끌었던 TV드라마 〈허준〉에는 내공을 수련하는 장면이 잠깐 나온다. 의술과 무술이 밀접하게 연결되어 있다는 것을 보여준 것이다.

태권도 사범으로 활동할 때였다. 아파트 놀이터에서 놀던 아이가 무릎이 빠졌다. 엄마가 급하게 도장으로 달려와서 아이 무릎을 봐달라고 했다. 관장님이 안 계셔서 어쩔 수 없이 내가 따라갔다. 아이는 한겨울 땅바닥에 누워서 고통스럽게 울고 있었다.

"왜 이렇게 되었니?"

아이를 달래며 무릎에 손을 살짝 올려 힘을 주었더니 뚝 하는 소리가 나면서 정상으로 돌아왔다. 나중에 안 것이지만 그렇게 교정이 된 것이다.

이런 경험을 하면서 나는 대체의학에 입문하기로 했다. 의술은 배운 바가 없는데 아이를 치유했으니 이쪽 분야에 관심이 더욱 커졌다.

평생 무술인으로 살아온 나는 30년 전부터 대체의학을 배우면서 무술에도 더 빨리 눈을 뜰 수 있었다.

그동안 오랫동안 대체의학을 공부하면서 의대생, 간호사, 임상병리, 보건소장, 심지어는 병원장까지 가르치는 경험을 했다.

아직 우리나라에는 자리잡지 못하고 있지만, 외국에서는 우리나라의 기공이 의과 과목의 하나로 자리잡고 있다고 하니 놀라운 발전이다.

무술이나 의술로 훌륭한 스승들은 마인드 컨트롤을 중요하게 여긴다. 나는 그것을 다른 이름으로 내공이라 부른다. 똑같은 자리에 똑같은 도구로 침을 놓아도 누가 놓느냐에 따라 치유효과가 달라지는 것은 바로 이 내공의 힘이 작용하기 때문이다.

잠은 보약이다

잠은 보약이다.

학생들 공부 잘 하려면 일찍 자라.

예뻐지려면 일찍 자고 일찍 일어나라.

성공하려면 일찍 자고 일찍 일어나라.

선인들은 일찍 자고 일찍 일어나야 건강하다고 말씀하셨다. 그만큼 잠이 중요하다는 것을 강조한 것이다.

부모님 세대에는 전깃불이 없어서 일찍 자고 일찍 일어날 수밖에 없는 환경이었다. 그런데 지금은 환한 전깃불이 밤을 빼앗아가면서 일찍 잠들지 못하는 이들이 많다. 그만큼 각종 질환이 늘 수밖에 없는 사회적인 환경으로 변했다.

수면 시간은 밤 10시 전이 좋고 아무리 늦어도 11시 전에
는 깊은 수면에 들어야 한다.

경락으로 보면 11시부터 1시까지는 무조건 자야 한다. 이
것이 창조의 섭리이다.

따라서 건강하고 싶으면 잠을 보약으로 삼아 일찍 잠드
는 습관을 들여야 한다.

이제부터 건강을 위해 거금을 들여 사 먹는 보약만큼 잠
이 좋다는 것을 알고, 가급적 돈 들이지 않고 쉽게 섭취할
수 있는 잠을 챙겨보자. 그 어떤 보약보다 좋은 효과를 보
게 될 것이다.

흙에
살자

내가 어렸을 때만 해도 봄에는 보리밀을 비벼 먹고, 소나무 껍질을 벗겨 먹었다. 여름이 되면 천렵으로 개구리를 잡아 뒷다리를 구워먹기도 했다.

그때 나는 개구리 잡는 선수였다. 남들이 한 마리 잡을때 두세 마리를 더 잡고 자랑하던 시절이었다. 그러던 어느 날 나는 개구리를 잡아 죽여 놓고는 괜히 불쌍하다는 생각이 들어서 땅에 묻고 무덤을 만들었다. 두 시간쯤 놀다가친구들이 다 집에 갔을 때 개구리 생각이 나서 무덤 앞에다시 가 보았다. 괜히 무덤을 열어보고 싶었다. 그때 땅을 파보고는 깜짝 놀랐다. 개구리가 다시 살아 있었다.

죽었던 개구리가 살아나다니, 어떻게 가능한 일인가 싶어서 실험해 보기로 했다. 이번에는 개구리가 확실히 죽은 것을 확인하고는 묻어 두고, 두 시간 정도 경과했을 무렵에 다시 파보았다.

세상에나! 이번에도 개구리는 다시 살아났다.

어릴 때 소꼴로 풀을 베어야 할 때가 많았다. 그때 풀을 베다가 손이 베면 어머니는 일곱 가지 풀을 찧어서 상처에 바르면 낫는다고 했다.

그런데 나는 그것보다 더 확실한 방법을 알고 있었다. 흙을 한 줌 쥐고 상처 부위를 감싼 채 꼭 쥐고 있다 풀어주면 상처가 다 나아 있었다.

예전에는 김치를 땅에 묻었다. 그러면 최고의 맛으로 변했다. 땅은 기막힐 정도로 많은 생명의 비밀을 가지고 있다는 것을 알 수 있는 일이다.

배앓이 할 때 단지에 물을 담아두고 흙을 넣고, 물에 흙이 다 가라앉기를 기다렸다가 위에 있는 물을 마시면 배앓이가 감쪽같이 나았다. 흙이 특효약의 효과를 발휘한 것이다.

보령의 머드팩은 세계인의 축제가 되었다.

사해에서는 진흙을 1불에 팔고 있다.

황토가 유행하니까 여주, 이천 황토가 좋다고 소문이 나서 자꾸 퍼나르니 지역에서 반출금지를 내린 적이 있었다. 그만큼 흙의 효용이 널리 알려지기 시작한 것이다.

그렇다. 땅은 놀라운 치유능력을 갖고 있다.

흙은 살아있는 생명체다.

건강하고 싶으면 흙집을 짓고, 흙에 살자.

+

우리 몸엔 여섯 가지 샘이 있다.

첫째, 침샘이다. 침샘은 식욕을 돋게 하고 소화력을 높여
준다. 침은 행복할 때 가장 많이 분비된다. 욕구가 충족될
때, 예술적 쾌락, 정신적 쾌락 등이 채워질 때도 많이 흘린
다.

침을 많이 흘리는 사람이 건강하다. 내 몸이 증명한다.
나는 침을 많이 흘린다. 잠자고 나면 베개가 항상 흥건할
정도다. 비행기탈 때는 옆 사람에게 실례가 될까 고민할 정
도다.

지금 나는 누구 못지 않게 건강하다.

둘째, 땀샘이다.

운동을 열심히 하고 부지런히 일하면 자동으로 흘러나오는 샘이다. 이 샘은 무한대의 샘이다. 많이 흐를수록 좋다.

셋째, 눈물샘이다.

좋은 책, 멋진 영화로 감동 받았을 때, 또는 은혜 받았을 때, 사랑 받을 때 나오는 눈물은 우리를 건강하게 한다.

넷째, 생식샘이다.

성생활과 관련된 샘이다. 성생활을 할 때는 최선을 다해서 하고, 배우자와 눈빛을 마주칠 때마다 성생활은 자주 할수록 좋다. 생식샘이 활성화 되어서 그만큼 건강한 몸과 맘을 유지할 수 있다.

다섯째, 혈액샘이다.

보혈, 피의 흐름과 관련된 샘이다. 혈액순환이 안 되면 목숨이 위태롭다. 따라서 건강하려면 혈액샘이 건강하도록 노력해야 한다.

여섯째, 호르몬샘이다.

3대 호르몬으로 멜라토닌, 인슐린, 성장호르몬이 있는데, 이 모든 호르몬이 이상 없이 모두 잘 흘러야 건강한 삶을 살 수 있다.

"육체적(Physical), 정신적(mental), 사회적(social)으로 완전히 양호한 상태(well-bing)."

1948년 세계보건기구(WHO)가 내린 건강의 정의다. 그런데 1998년에는 여기에 '영적(spiritual)으로 건강한 상태'라는 것을 덧붙여 발표했다.

"육체적(Physical), 정신적(mental), 사회적(social), 영적(spirittual)으로 완전히 양호한 상태(well-bing)."

인간은 동물과 달리 육체적으로 건강하여도 영적으로 건강하지 못하면 건강에 이르지 못하는 영적인 존재임을 확실하게 강조한 것이다.

지금까지 의학이 '육체적인 치료'를 중심으로 한 치료의학이었다면, 앞으로의 의학은 여기에 '정신적인 치료'를 중요하게 여기는 전인치료(Total health) 의학으로 바뀐 것이다.

2002년 한일월드컵 때, 아프리카 선수들은 음악을 틀어놓고 춤을 추면서 몸을 풀었다.

"왜 춤을 추면서 몸을 푸느냐?"

기자들이 질문을 하니까 그들을 이렇게 답했다.

"경기를 앞두고 몸과 마음뿐 아니라 영까지 긴장된 것을 풀려고 춤을 추는 것이다."

이들은 영적으로 건강한 것이 얼마나 중요한가를 알고 운동에 적용하고 있었던 것이다.

〈리뉴 힐링 센터〉는 이런 시대상황을 반영해서 영적으로 건강한 상태를 중요하게 여기고 있다. 영적인 건강까지 다루기 위해 나는 2017년에 〈몸맘 살리기〉라는 운동교실을 오픈했다.

시대의 흐름에 맞춰 전인치료를 목적으로 한 것이다. 지금은 그 어느 때보다 건강을 위해 영적인 영역을 챙겨야 한다.

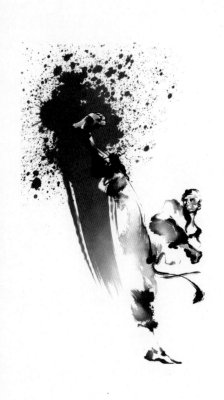

일상으로 챙기는 내공쌓기　2부

새 벽 시 간 을
적 극 활 용 하 라

어머니는 새벽에 일찍 일어나서 한나절 일을 하셨다. 동네에서 부지런하기로 정평이 나셨던 분이다.

덕분에 나도 항상 일찍 일어나는 습관을 들였다.

초등 1학년 때부터 집에서 상당히 멀리 떨어져 있는 학교에 교실문이 열리기 전에 등교하곤 했다.

운동을 시작할 때 다른 사람들은 새벽운동이 제일 힘들다고 했는데 나는 새벽운동이 제일 쉬웠다.

신앙생활에서도 새벽기도는 식은 죽 먹기보다 더 쉬웠다.

정말 행복한 일이다.

새벽시간은 조용하다.
시간에 쫓기지 않을 수 있다.
아무에게도 방해 받지 않을 수 있다.
그래서 새벽시간이 좋다.

새벽 두 시는 영적으로 가장 맑은 시간대다.
몸맘을 살리고 싶다면 새벽시간을 적극적으로 활용할 줄
알아야 한다.

지구상의 모든 기운 중에 땅의 기운이 제일 좋다고 한다.
해가 뜨면 땅의 기운이 일정한 높이로 올라간다. 새벽운동
은 바로 땅의 기운을 받는 운동이다.
운동을 하려면 해가 뜨기 전에 하는 것이 좋다.

새벽산행이 안겨준 행복

새벽 공기는 정말 신선하다.

나는 안양 관양동 살 때 새벽 두 시에 어김없이 관악산을 올랐다. 산꼭대기 올라가서 하늘을 보면 상쾌하다. 인천, 서울, 안양 사방의 불빛은 정말 아름답다.

홍콩에 따로 갈 필요가 없다.

관악산을 오를 때 약수터를 만나는데 보름달이 아름답게 서쪽하늘로 넘어간 적이 있다. 산등성이에 오르면 더 볼 수 있을 것 같아 죽기 살기로 뛰어오르니까 거기에서도 모습만 보이고 시야에서 사라졌다.

이번에는 더 높은 능선으로 뛰었다. 거짓말처럼 달은 또 넘어가 있었다. 그렇게 팔부능선을 넘어 정상까지 뛰었다.

그렇게 올라간 정상에는 어메이징 그레이스 장관이 펼쳐져 있었다. 강서와 인천 쪽으로 아직도 휘둥그레한 보름달이 중천에 뜬 태양처럼 밝게 빛나고 있는 것이 아닌가?

새벽산행은 내게 육체적인 건강뿐만 아니라 영적인 건강을 안겨주었다. 새벽공기를 마시며 심신이 튼튼해졌고, 철마다 바뀌는 아름다운 광경을 볼 때마다 영혼이 맑아지는 행복감에 빠져들곤 했다.

허리 수술 후 모처럼 걸어보려고 퇴촌에서 관산, 천진암, 앵자봉 606미터를 올랐다. 그러다 밤에 길을 잃고 여주로 내려갔다. 한겨울이라 눈은 쌓여있고 찬바람은 쌩쌩, 다시 광주로 왔는데 길을 잃고 헤맬 때는 아찔할 때도 있었다.

하지만 나는 운동 삼아 걸었기에 힘들다는 생각보다는

먼 길을 걸으며 심신을 단련할 수 있으니 오히려 잘 됐다는 생각으로 그 자체를 즐겼다.

어차피 잘못 든 길에서 괴로워해봤자 나만 손해다. 자책한다고 길을 빨리 찾을 수 있는 것도 아니다. 차라리 그 자체를 즐기는 것이 오히려 잘못 든 길에서 더 빨리 벗어나는 길이다.

절대긍정, 어떠한 상황이라도 내게 다 좋은 상황이라고 받아 들이는 것만큼 행복한 삶이 또 어디에 있겠는가?

어릴 적 앞마당에는 앞산이, 뒷마당에는 뒷산이 펼쳐져 있는 자연을 배경으로 한 집에서 살았다.

초가지붕에는 멧새가 집을 짓고, 처마 밑에는 제비가 집을 짓는, 지붕 위를 감싸고 올라간 박넝쿨에는 주렁주렁 박이 열린 그런 집이었다.

산에서 소에게 마음껏 풀을 뜯기고 집에 올 때면 소등에 타고 카우보이처럼 멋지게 산길을 내려오는 그런 곳에서 어린 시절을 보냈다.

등산, 낚시, 천렵 등 자연과 하나되어 사는 것이 삶의 일부였다.

밤하늘은 은하수가 수놓는 청정지역이었다.

겨울에는 전교생이 토끼몰이를 하곤 했다.

고라니는 전교생이 다 동원되어도 너무 빨라 잡을 수가 없었다.

운동장에서 따로 힘들고 재미없는 운동을 할 필요가 없었다. 산과 들에서 토끼와 고라니를 쫓으며 자연스레 심신을 단련했다. 재미도 느끼고, 건강도 저절로 챙기는 참으로 낭만적인 자연생활이었다.

군생활은 1049 고지에서 했다. 구름이 바다를 이루는 곳에서 동이 트는 아침이면 저절로 감탄을 하며 시인이 되곤 했다.

그래서 제대하고 이런 풍광을 잊을 수 없어 강이나 호수, 산을 끼고 있는 곳으로 이사를 다녔다.

자연은 내 고향이자 엄마 품 같은 곳이다. 자연은 건강의 보물창고다. 헬스장이나 운동장에서 운동을 하는 것도 좋지만, 자연 속에서 몸을 움직이며 일상으로 즐기는 운동만 할 수는 없다.

지금도 나는 숲이 우거진 자연에서 운동을 즐긴다. 그 자체로 심신을 단련해서 좋고, 내 몸이 자연에 동화가 되며 내공이 강해지고 있다는 것을 수시로 느낄 수 있어서 좋다.

나는 걷는 것을 좋아한다. 그래서 MBT라는 신발 전문점에서 워킹강사를 한 적도 있다. 신발을 신고, 영화배우와 연예인 선발대회에서 모델로 활동한 적도 있다.

이런 경험을 통해 걷기가 건강에 좋다는 것을 잘 알고 있다. 걷기만큼 건강에 좋은 것도 없는데, 이왕 걸을 것이면 최대한 '마사이 워킹법'을 배워서 더할 나위 없이 좋은 걷기를 하면 금상첨화인 것이다.

케냐에 마사이족들이 사는 은공힐이라는 동네에 가 본 적이 있다. 마사이족들은 양이나 염소, 소 등과 같이 주로 사냥한 짐승이 주식이다. 옥수수나 일반 음식은 부식 정도로 먹는다고 보면 된다.

그들에게는 성인병, 관절염, 당뇨, 고혈압 환자가 거의 없다. 비만은 제로에 가깝다. 어떻게 이런 일이 가능한 것일까? 나는 그들만의 독특한 걷기에 있다고 확신한다.

마사이족은 맨발로 다닌다. 그래서 마사이족이라고 하면 맨발을 떠올리면서 그렇게 맨발로 다니니까 발바닥이 딱딱하게 굳었거나 갈라져서 엉망일 것이라 생각하는데 전혀 그렇지 않다. 그들의 발은 어린아이처럼 부드럽다.

왜 그럴까?

바로 그들만이 독특한 걷기법이 있기 때문이다.

우리는 뚜벅 뚜벅 걷지만 마사이족은 뒤꿈치를 먼저 땅에 대고, 다음에 새끼발가락 측면을, 마지막으로 엄지 쪽 안쪽 라인을 땅에 대는 순서로 걷는다.

바깥 라인은 관절에 이어지고 안쪽 라인은 척추에 이어

진다. 마사이족은 이 신비한 인체에 맞는 자신들만의 워킹법을 갖고 있는 것이다.

'마사이 워킹법'은 질병을 예방하는 데도 좋다. 가급적 맨발로, 아스팔트나 콘크리트보다는 산길이나 황토길을 걷는 것이 좋다.

건강하고 싶으면 우리도 마사이 워킹법을 배워 일상에 습관으로 익혀 걸어야 한다. 마사이 워킹법은 그야말로 돈도 들이지 않고 쉽게 배워 익힐 수 있는 가장 좋은 건강비법이다.

피로는 그날 풀자

"해가 지도록 분(화)을 품지 말라."

- 에베소서 4:26

예수님의 말이 아니더라도 해가 지도록 풀지 못한 분을 안고 잠을 자면 그 분으로 숙면하지 못하고, 숙면을 취하지 못하면 피곤한 상태로 다음날을 시작하게 된다. 이래저래 내게는 엄청난 손해일 수밖에 없다. 따라서 가급적 잠들기 전에 그날 안 좋았던 일이 있으면 다 풀어내고 잠에 드는 것이 좋다.

피로도 마찬가지다. 피로가 쌓인 상태에서 수면을 취하면 부교감신경이 활동을 하게 된다. 이때는 아무리 많은 시간 동안 수면을 취하더라도 피로가 안전히 풀리지 않은 상태에서 아침을 맞을 수밖에 없다.

그러면 밤새워 다 풀리지 않은 피로를 안고 하루를 시작하게 되고, 또 이런 상태로 밤을 보내면, 그렇게 누적된 피료가 만성피로로 자리잡게 되는데, 이때가 되면 속수무책일 수가 있다. 따라서 그날 피로는 그날 풀고 잠에 드는 습관을 들여야 한다.

쌓인 피로를 푸는 방법은 간단하다. 수면 전에 간단한 호흡법이나 마사지, 간단한 운동 등으로 몸의 피로를 풀어주면 된다. 그러면 숙면에 취할 수 있고, 피로를 풀지 못한 상태에서 자고 일어난 것보다 한두 시간 덜 자더라도 훨씬 더 개운한 아침을 맞을 수 있다.

그 날의 피로는 그 날 풀고 잠에 들자.
잠 들기 전에 간단한 호흡법이나 마사지, 간단한 운동을 습관으로 들이자

초
능
력
을
키
우
는
호
흡
법

　운동은 심장을 단련시켜 주고, 호흡은 폐를 단련시켜 준
다. 대개 운동을 하면 호흡도 함께 다룰 수밖에 없기에 심
장과 폐가 강화되면서 건강도 좋아지는 것이다.

　사람의 몸은 부모에게 물려받은 선천지기와 자라면서 생
기는 후천지기로 이뤄지는데, 이 중에 폐는 후천지기에 속
한다.

　폐는 우리 몸에 침투하는 나쁜 기운을 막아주는 방어벽
역할을 한다. 폐는 폐록시즘이라는 해독기관이 잘 발달되

어 있어서 각종 유해물질을 잘 처리한다.

폐를 건강하게 하는 것은 심호흡이다. 심호흡을 하면 각종 유해물질을 배출하여 건강에 큰 도움이 될 뿐 아니라, 두뇌 활동에도 좋은 영향을 미친다. 또한 심호흡은 기억력과 집중력을 향상시켜준다. 노인성 질환인 치매에는 이보다 더 좋은 특효약도 없다.

필리핀에서 교육학을 전공할 때 배운 기적을 이루는 호흡법이 있다. 그 순서는 다음과 같다.

첫째, 눈을 감고(Closs your eyes)

둘째, 팔을 벌리고(Open your arms)

셋째, 깊이 호흡을 들어 마시고(Make your deep breath)

넷째, 하나님, 내가 여기 있습니다(Lord here l am)

다섯째, 주님, 나에게 당신의 능력을 보여주세요(Lord give me your Sthength)

아침에 일어날 때와 저녁에 잠에 들 때 한번 믿고 따라해보자. 인생에 놀라운 일들이 생겨나는 경험을 할 것이다.

냉수마찰

군생활 해본 사람은 겨울철에 알몸 구보를 해봤을 것이
다. 해병대는 얼음물 같은 차가운 바다에 뛰어들어 온몸을
담근다. 무술인들도 종종 얼음 깨고 물속에 들어가서 극기
훈련을 한다.

추운데 괜한 고생 시키는 것 아니냐고 하는 사람이 있을
지 모르지만, 사실 겨울에 찬물로 뛰어들게 하는 극기훈련
은 정신력을 강화시키기도 하지만, 신체의 건강에도 유익
한 부분이 있다.

할머니는 한겨울에도 얼음을 깨고 머리를 감으셨다. 어

려서부터 그것을 지켜본 덕에 나도 얼음물에 머리를 감았다. 군 생활 때는 영하 20~30도가 되는 강원도 골짜기에서 얼음물로 샤워를 했다. 태권도 도장 다닐 때는 온수가 나오는데도 늘 찬물로 샤워하고 집에 갔다.

어려서부터 찬물 샤워가 익숙해서인지 30년 이상 찬물샤워를 하면서 춥다는 것이 전혀 괴롭지 않았다. 오히려 찬물 샤워가 습관이 되다 보니 한겨울에도 감기 한번 걸리지 않을 정도로 건강을 유지할 수 있었다.

태권도 코치로 대광고에서 활동할 때 선수들을 계곡 얼음물에 집어넣었더니 3초도 안 돼서 다 튀어나왔다. 일초 늦게 들어가는데 일 분씩 연장한다고 했더니, 금방 들어가서 물싸움하고 얼굴만 빼고 잠수하고는 물놀이를 하듯이 즐기고 있었다. 훈련할 때는 힘들어 했지만, 그렇게 훈련했던 선수들이 거의 다 성공했다.

그 중 한 명이 용인대 태권도학과를 졸업하고, 미국에서 태권도 도장으로 크게 성공했다. 김성호라는 제자인데, 얼마 전 카톡으로 사범님이 잘 가르쳐주신 덕에 오늘날 자기가 있다는 것을 알고, 어디 가나 기죽지 않고 어깨에 힘주고 산다는 소식을 전해 왔다.

냉수마찰이라 함은 목욕탕의 냉수 24.3도의 물이 아니라 0도 아래의 물, 즉 얼음물에서 하는 것을 말한다. 찬물로 샤워하고 나면 몸이 데워지면서 훈훈해질 때가 많다. 그때마다 내 몸 속에는 묘한 희열이 가득해짐을 느낄 수 있다.

냉수 샤워는 가을부터 시작해서 물의 온도에 적응해가면서 겨울을 맞는 것이 중요하다.

나를 아는 이들에게는 모두 다 권하고 있다. 건강 식품 하나 먹지 않아도 마누라한테 사랑 받는 지름길이다.

처음이 힘들지 하고 나면 쉽다. 건강을 유지하고 싶다면 지금 당장 찬물 샤워를 시도해 보자.

자세 하면 육군사관학교 생도들이 생각난다.

완전 고딕체다. 걷는 것, 앉은 자세, 심지어 식사하는 자세, 인사하는 자세 등등. 절도가 넘쳐도 너무 넘칠 정도이다.

그런데 이거 아는가?

이런 자세가 조금은 불편해 보여도 척추를 튼튼하게 만든다는 걸.

척추는 건물의 기둥과 같다.

척추가 곧고 튼튼해야 인생도 성공할 수 있다. TV볼 때,

쇼파에 비슷하게 기대서 목을 꺾는 자세는 척추에 안 좋다. 통계에 의하면 스마트폰 과다 사용으로 목디스크 환자가 몇 년 사이에 10% 이상 늘었다고 한다. 척추가 휘면서 건강에도 큰 지장을 끼치는 것이다. 이것은 몸의 건강뿐만 아니라 외모도 왠지 자신감이 없어 보이게 만들어 이래저래 인생에 큰 손해를 끼치는 일이다.

일상에서의 사소한 자세가 나를 만든다. 자세는 누가 도와주지 않아도 조금만 신경 쓰면 바로 잡을 수 있다. 우리는 평소에 자세를 바로 잡는 습관을 들여야 한다. 평소에 안 하던 행동을 함으로써 잘못 들여진 자세를 바로 잡는 것이 중요한 이유가 여기에 있다.

지금부터 일상에서 평소에 안 하는 자세를 바로 잡는 방법에 대해 살펴보자.

우리는 일상에서 허리를 앞으로 숙이는 행동을 많이 한다. 뒤로 넘기는 행동은 거의 할 일이 없다. 허리를 뒤로 넘기는 행동은 습관에 의해 척추가 앞으로만 굽는 것을 바로 잡아주는 효과를 얻게 해준다.

따라서 운동을 할 때는 의식적으로 허리를 뒤로 넘기는

행동을 많이 할 필요가 있다.

우리는 일상에서 걷는 것은 자주하는데 물구나무서기는
전혀 안 한다. 물구나무서기는 혈을 잘 돌게 한다. 따라서
그냥 잠든 한 시간의 수면보다 물구나무서기를 한 후에 일
분의 수면이 건강에 더 좋다. 그만큼 물구나무서기를 자주
하는 것이 좋다.

우리는 일상에서 앞으로 걷는 것은 자주 하는데 뒤로 걷
는 것은 거의 하지 않는다. 시간이 날 때마다 일부러 뒤
로 걷는 것도 좋은 운동이다. 앞으로 걷는 것은 양이고, 뒤
로 걷는 것은 음이다. 앞으로 걸을 때 잘 보여서 자연스럽
지만, 뒤로 걸을 땐 보이지 않기에 약간의 두려움을 가지고
걷게 된다.

뒤로 걷기를 하다 보면 자신도 모르게 초능력이 생기는
것을 느낄 수 있다. 태권도의 뒤돌려 차기는 몸을 회전해서
차는 것으로 그 파괴력이 엄청 강하다. 평소에 가끔 뒤로
걷기를 해서 몸의 양과 음의 조화를 이루게 해주는 것이 좋
다.

군인들이 제일 싫어하는 훈련 중에 전진무의탁이라는 사격 훈련 자세가 있다. PRI훈련도 있는데, 피가 나고, 알이 배고, 이가 갈리는 훈련으로 악명이 높다.

그 다음으로 싫어하는 것이 낮은 포복이다. 엎드려서 하는 자세와 누워서 하는 자세, 옆으로 겨드랑이를 땅에 대고 하는 포복이 있다.

그런데 전진무의탁 훈련이나 PRI훈련은 평소에 움직이지 않는 근육을 쓰는 훈련으로 전신을 강화하는데 최고의 운동이고, 포복훈련은 척추를 강화하는데 가장 좋은 훈련이다.

나는 지금도 이 훈련을 가끔 한다. 군대에서 그렇게 싫어했지만, 민간인이 되고 보니 이보다 좋은 운동도 없다. 일상에서 쓰지 않는 근육을 씀으로써 몸의 균형을 바로 잡아주는데 최고의 효과를 얻을 수 있다.

두뇌와 심장을 멀리 하라

　고침단명(高枕短命), 베개를 높이 하면 명이 짧게 끝난다는 말이다.

　그 동안 이에 대한 구체적인 근거는 거의 없었다. 그런데 오랜 연구 끝에 뇌와 심장이 가까워지면 불안전한 파장이 생긴다는 연구가 발표되고 있다.

　뇌와 심장은 상극이다. 뇌와 심장은 가까이하기엔 너무 먼 당신으로 멀어 떨어져야 건강에 좋다는 것이 과학적으로 증명된 것으로 볼 수 있다.

　이것은 곧 베개를 높이 하면 그만큼 뇌와 심장이 가까워지니, 고침단명이라는 말도 과학적으로 증명된 것이다.

목을 약 35도 정도만 숙이고 일 분만 있어 보라.

가슴이 답답하고 심장이 벌렁벌렁하는 것을 느낄 것이다. 척추가 굽어져서 신경 압박을 받아 금방 척추는 더욱 굽어지고, 자라목, 거북등이 되면서 머리는 무겁고, 눈은 압박을 받아 튀어 나올 것 같고, 열이 오르는 것이다.

머리와 심장은 멀리 두는 자세를 취해야 한다. 그러기 위해서는 어깨를 쭉 펴고 목을 치겨들어 가급적 바른 자세를 취해야 한다.

기린이 물 먹는 것을 보면 목이 긴데도 발을 양쪽으로 넓게 벌려 심장을 낮춘 채로 물을 먹는다. 뇌가 심장보다 낮게 내려오면 기린의 심장이 터져서 죽기 때문이라고 한다.

인간도 다를 바 없다. 건강하게 살고 싶으면 가슴은 쫙 펴고, 고개는 빳빳이 들고, 베개는 낮게, 두뇌와 심장을 최대한 멀리 두는 자세를 취해야 한다.

책상에 앉아 작업을 할 때도 가급적 허리와 어깨를 쭉 펴서 두뇌와 심장의 거리를 멀리 하는 습관을 들여야 한다.

학창시절에 책상 밑에 19금 만화책 펼쳐놓고 몰래 보는 것은 마음만 불안한 것이 아니고 몸도 불안하게 해서 결코 좋은 자세가 아닌 것이다. 직장인이 되어서도 자신감을 잃어가고, 고개는 숙여지고, 어깨는 좁아지게 만드는 아주 안좋은 자세다.

내가 거북목이라는 소리를 듣는다면 그만큼 좋지 않은 자세니까 가급적 빨리 자세를 바로 잡기 위해 노력해야 한다.

지금 당장 허리를 쭉 펴고, 양어깨도 쭉 펴고, 머리를 빳빳이 들어 머리 한가운데가 하늘을 향할 수 있도록 바른 자세를 취해 보자. 이 자세가 불편하다면 이미 그만큼 자세가 굽어진 것이니, 이 자세가 편안할 때까지 더욱 노력해서 자세를 바로 잡아 나가야 한다.

닭싸움을 즐겨라

깨금발 뛰기는 참 좋은 운동이다. 계단을 외발뛰기로 오르는 훈련은 해본 사람은 안다.

이 훈련이 건강에 얼마나 좋은지를!

그런데 이 운동보다 훨씬 좋은 운동이 있다.

바로 닭싸움이다. 외발로 서고 두 손으로 든 발의 발목을 잡은 상태로 있으면 최고의 내공이 몸에 흐르고 축적되는 것을 느낄 수 있다.

군대에서 대대장은 각 소대마다 근무자를 제외한 전 병

력을 소집하여 닭싸움을 시켰다. 우리 소대는 나 말고 다 아웃이 되었고 다른 소대는 열 명쯤이 남았다.

그야말로 백척간두의 싸움이었다. 하지만 나는 군인정신 플러스 무도인의 정신으로 상대를 모두 다 쓰러트렸다.

그 후로 나는 부대에서 마스터 장으로 불렸다. 아울러 마스터 장은 아무도 건들지 말라는 지시가 떨어졌다. 나의 군 생활은 닭싸움 하나로 순조롭게 풀렸다.

그냥 자랑하는 것이 아니라 나는 요즘도 건강을 위해 닭싸움 운동을 하고 있다. 제자들에게도 닭싸움을 통해 운동을 즐기며 건강을 챙길 수 있도록 하고 있다.

혼자서 하는 닭싸움 자세도 좋지만, 여럿이 있을 때는 닭싸움을 통해 재미도 추구하면서 운동효과도 얻을 수 있으니 이보다 좋은 것도 없을 것이다.

내공을 쌓고 싶다면 닭싸움의 자세를 취해보자.

힘들 때는 기마자세를

　기마자세는 태권도의 기본자세이자 내공을 단련하는 최고의 훈련법이다. 이 자세는 운동선수라면 누구나 해보았던 자세일 것이다.

　한여름에 관악산을 땀이 나도록 뛰고 또 뛰어 몸이 극단적인 상황이 되도록 했다. 심장이 터질 만큼 힘들 때 몸이 어떤 행동을 취하나 알아보기 위한 실험이었는데, 그렇게 뛰고 났더니 나도 모르게 자연스레 기마자세에서 상체를 숙이고 손을 무릎에 짚는 자세가 나왔다.
　일반적으로 힘이 들면 땅바닥에 들어 눕든지 주저앉든지

할 줄 알았는데 기마자세를 취한다는 것은 우리에게 시사
하는 바가 크다.

그 이유가 무엇일까?

기마자세는 입을 가장 크게 열어서 호흡을 진정시키고,
정수리에 있는 백회혈부터 생식기와 항문 사이에 있는 회
음혈까지 한 일(一) 자 형태로 펴주면서 호흡을 가다듬어
주는 자세를 만들어 준다. 아울러 입과 항문을 개방해서 편
한 호흡으로 이끌어 준다.

기마자세는 가장 빠른 속도로 호흡조절, 에너지 공급을
해주는 자세다. 아울러 심장 위에서 머리로 올라가는 뜨거
운 기운을 차단시키면서 피로를 빠르게 회복시켜주는 자세
다.

극한 운동을 하는 사람들이 누가 가르쳐 주지 않아도 본

능적으로 기마자세를 취하는 것은 우리 몸이 저절로 가장
편한 자세를 취하게 만들어주기 때문이다.

　따라서 평소에 기마자세를 취하면 저절로 호흡이 가다듬
어 지면서 피로도 금방 풀리는 것을 경험할 수 있다.

　몸이 지쳐서 힘들 때면 바로 기마자세를 취해 보자.
피로회복에는 기마자세가 베리 굿이다.

내공에는 민속놀이가 최고

민속놀이를 많이 하면 내공이 생긴다.

과거로 돌아가자.

팽이치기, 제기차기, 자치기, 널뛰기, 차전놀이, 줄다리기, 기마전, 강강수월래….

이 모든 놀이는 내공을 만드는 최고의 자세를 기반으로 한다.

민속놀이 속에는 엄청난 내공을 만드는 비법들이 스며있다.

내공을 쌓고 싶다면 평소에 민속놀이에 관심을 갖고 즐길 줄 알아야 한다.

괄
약
근
을

조
여
라

괄약근은 관(管)이나 구멍을 윤상으로 둘러싸고 강(腔)을 좁히거나 닫거나 하고, 항문을 조이거나 닫거나 하는 근육을 말한다. 괄약근 조이기는 항문에 잔뜩 힘을 줘서 조이는 것이다.

이 운동은 내공훈련 중에 몇 손가락 안에 꼽는 중요한 훈련이다.

옛말에 똥은 참으면 약이 되고, 소변은 참으면 독이 된다는 말이 있다.

나는 이 말을 이해할 수 없었다. 똥을 참으면 장내에 있

는 숙변이 뇌에 손상을 줄 텐데 참는 게 약이 된다니 이게
무슨 말인가?

어느 날 전철에서 내려 집으로 가는데 갑자기 급해져서
바지에 실례를 할 것만 같았다. 그래서 배운 대로 괄약근
조이기, 즉 항문에 힘을 주기 시작했다. 그때 놀랍게도 온
몸에 내공이 쫙 모여 드는 느낌이었다.

'아, 이래서 참으면 약이 된다고 하는 거구나!'

나는 그때 비로소 똥을 참으면 약이 된다는 말을 이해할
수 있었다.

고 염송옥 박사님은 서혜부(사타구니)에서 괄약근으로
지나가며 문지르는 경락 마사지법, 일명 전립선 마사지법
을 개발하셨다.

박사님은 이 마사지가 내면미용에 명품이라고 하셨다.
그런데 교육도 받고, 실습도 많이 했는데, 남에게 이 마사
지를 해주기에는 민망한 부분이 많았다.

그래서 딱 몇 사람에게만 전립선 마사지를 했는데, 내면
미용의 명품이라는 말을 실감할 정도로 마사지를 하면 할
수록 놀라운 결과를 보곤 했다.

이 마사지를 잘못하면 자칫 성희롱으로 갈까 봐 조심스러워서 웬만한 믿음이 없으면 남에게 쉽게 해주기 어렵다는 단점이 있다.

인체에서 질병을 다스릴 수 있는 주요기관으로는 손, 발, 귀, 혀, 눈 등 인체 축소판이라는 다섯 군데가 있다. 여기에 덧붙여 오랜 경험으로 체험한 비밀스러운 곳으로는 배꼽, 유두를 싸고 있는 유륜과 항문 등이 있다.

이 중에 항문이 깨끗하고 괄약근이 강하면 질병이 없어진다. 샤워할 때는 비눗물이나 바디 클렌저로 깨끗하게 닦아야 한다. 기계를 닦고 조이고 기름을 쳐야 오래 쓸 수 있듯이 항문도 그렇게 관리를 잘 해야 한다.

병원에서 체온계를 입이나 귀, 혹은 겨드랑이에 대서 체온을 체크하는 것이 보통이지만, 항문에 넣어서 체크하는 경우도 있다. 노인들은 항문에 힘이 없어서 쉽게 빠진다. 그런데 아이들은 항문에 체온기를 넣기가 힘들 정도로 힘이 세다.

반대로 죽은 사람들은 항문에 힘이 빠져서 완전히 열린다. 그래서 임종 때 변을 보는 경우가 많다. 오죽했으면 옛날 사람들은 항문을 혼문이라고 불렀을까? 항문이 열리면 혼이 빠져나가서 죽는다 하여 혼문이라고 부른 것이다.

이것은 그만큼 항문의 힘이 세야 건강하다는 것을 일깨워주고 있다.

항문에 힘을 주자. 그러면 수시로 괄약근을 꽉 조였다 풀었다 하는 운동을 통해 오래오래 건강하게 살 수 있다. 남자는 정력이 세지고, 여자는 요실금이 없어지면서 성생활도 원활히 할 수 있다.

평소에 괄약근 조이기를 자주 해서 건강을 유지해 나가자. 괄약근을 조일 때는 골반을 조여주면서, 골반을 감싸고 있는 대둔근, 중둔근, 소둔근, 즉 엉덩이 근육과 이상근 같은 중요한 근육을 함께 조여보자.

이것이 어렵다면 그냥 '엎드려 뻗쳐' 자세를 취하고, 몽둥이로 엉덩이를 맞을 때 순간적으로 엉덩이에 힘을 주는 상황을 떠올려보자. 그때 그렇게 조이는 힘이라 보면 좋다.

하
루
에

한
번

심
장
을

뛰
게

근력, 근지구력, 심폐지구력이 좋아야 건강하다.

근력은 왕복달리기나 100미터 달리기처럼 짧은 거리를
잘 뛰는 능력이다.

근지구력과 심폐지구력은 장거리를 잘 뛰는 능력이다.

계단을 3~5층 정도를 뛰어 오르는데 다리가 먼저 풀어지
면 근지구력이 약한 것이고, 심장이 터질 것 같으면 심폐지
구력이 약한 것이다. 둘 다 힘들면 저질체력이요, 둘 다 강
하면 동급 최강인 것이다.

우리는 둘 다 강하게 살아야 한다. 그러려면 하루에 한번

은 심장을 최대박동으로 만들어야 한다. 심장박동을 최대로 올리는 방법에는 크게 세 가지가 있다.

첫째, 사랑하라. 청춘의 심장은 기관차와 같다고 했다. 사랑은 심장의 고동소리를 크게 만든다. 건강하고 싶으면 평생 가슴 뛰게 만드는 사랑을 해나가야 한다.

둘째, 꿈을 가져라. 꿈은 심장을 최대파동으로 뛰게 한다. 창업하고자 할 때 가슴이 뛰면 무조건 하라는 말도 있다. 그만큼 강렬한 꿈이기에 성공할 확률이 높다는 것이다.

셋째, 운동하라. 심장의 최대파동은 운동이 최고다. 자동차를 사면 새 차를 길들인다며 고속도로 나가서 최대출력으로 밟는 것과 같다고 보면 좋다. 하루 한 시간 이상의 운동으로 심장을 하루 한 번 이상 최대박동수로 만들어 보자. 심폐지구력도 좋게 만들어 가며 건강을 유지할 수 있다.

차를 오랫동안 세워둬야 한다면 가끔 시동이라도 걸어줘야 오래 사용할 수 있다. 마찬가지로 심장과 남자 생식기는 하루 한 번 이상 시동을 걸어줘야 한다.

사랑과 꿈은 다소 추상적일 수 있다. 하지만 운동만큼은 구체적이라 지금 당장 실행에 옮길 수 있다.

지금 당장 뛰어보자. 이론보다 실천이 중요하다. 이론으로 좋다는 것을 배웠으면 지금 당장 하루 한 번 이상은 죽기 살기로 뛰어 보자.

숲 속에서 호랑이를 만난 토끼가 살기 위해 뛰는 것처럼 뛰어보자.

무조건 뛰는 것이 힘들어 도저히 못하겠다면 다음과 같이 효과적으로 뛰어보자.

천천히 걷다가, 빠르게 걷다가, 천천히 뛰다가, 빠르게 뛰다가, 지치면 역순으로 천천히 뛰고, 빠르게 걷고, 천천히 걷고, 빠르게 뛰고를 반복하면 몸이나 심장 폐 어디에도 무리가 없어 쉽게 할 수 있다.

선수들이 인터벌 트레이닝 하는 것처럼 운동장 한 바퀴는 빠르게 뛰고, 한 바퀴는 걷고, 이렇게 하면서 조금씩 늘려가며 운동을 하면 최고로 좋다.

운동장보다 더 좋은 것은 경사면이 있는 오솔길을 선택하는 것이다. 각도가 클수록 근력, 근지구력, 심폐지구력이 향상되어서 더욱 좋다.

맥박이 최소 150번 이상, 선수들은 180회까지 심장과 폐가 터질 정도로 뛰어도 이상 없다. 기록상으로는 210회까지도 뛴다고 하니 염려 말고 뛰어보자.

운동장이나 오솔길을 찾기가 힘들다면 줄넘기를 시도하자. 인생이 즐거울 때는 껑충 뛰어오르기 마련이다. 줄넘기는 기뻐서 껑충 뛰는 동작으로 심장박동도 올려주니 금상첨화의 운동기법이다. 줄넘기를 하면 모든 근력, 근지구력, 심폐지구력이 다 생기고, 몸엔 즐거운 에너지가 넘쳐나게 된다.

하루에 한번 심장이 뛰게 하자. 사랑하고, 꿈을 갖고, 그것을 이루기 위해 무조건 뛰어보자. 지금 당장 뛰어 보자. 심장이 뛰는 만큼 건강을 유지할 수 있다.

악기 하나쯤은

악기 하나쯤은 다뤄보자. 재능을 탓하지 말고 일단 좋아하는 악기를 선택해서 시도해 보자.

악기를 잘 다루는 사람은 행복한 사람이다.

타고난 재능이나 소질이 있다면 정말 행복한 사람이다. 하지만 타고난 재능이 없더라도 악기 하나 다룰 줄 아는 사람은 정말 행복한 사람이다.

음악은 원래 우리의 생활과 밀접한 것에 있었다. 마음만 먹으면 누구나 한 가지 악기쯤은 다룰 수 있다.

시골이 고향인 사람은 보리피리, 버들피리 한 번쯤은 불

어봤을 것이다. 특별한 재능이 없어도 누구나 불 수 있지 않던가?

드럼 교실을 운영하는 원장님은 어렸을 때 어머니가 다듬이 두드리는 것을 보고 박자를 익혔다고 한다.

악기의 힘은 놀랍다.

꽹과리, 징, 북 같은 농악은 논밭일에 지친 농사꾼의 기운을 돋게 하는 힘을 갖고 있다. 막걸리 한 사발에 젓가락 하나로 장단을 맞출 줄 아는 것만으로도 얼마든지 새로운 힘을 얻을 수 있었다.

군대에서도 악기는 큰 힘을 발휘한다. 100km 행군 후에 발바닥에 물집이 터지고 기진맥진한데 군악대가 울려주는 빵빠레 소리를 들으면 없던 기운마저 생겨나는 것을 느낄 수 있지 않은가?

축구장, 야구장 등에서 울려퍼지는 음악은 선수들에게 없는 힘까지 생기게 만드는 역할을 한다.

요즘 은퇴 후에 트럼펫, 아코디언, 색소폰, 드럼 등을 배우겠다는 사람들이 많다.

좋은 현상이다.

우리 모두 건강하고 싶으면 가급적 악기 하나쯤 다뤄보자.

태권도 할 때 선배 사범이 노래 한 곡 부르라는데 못 부르다고 빼다가 엄청 맞았다.

음치라 노래라면 젬병인데 어떻게 부르라는 것인가?

"학교종이 땡땡땡이라도 불러봐."

선배가 시키는 대로 '학교종이 땡땡땡'을 부르고서야 맞는 것을 끝낼 수 있었다.

오죽하면 노래 못 부르는 것이 트라우마가 될 정도였겠는가?

"멋있는 사나이 많고 많지만 바로 내가 사나이 진짜 사나이!"

군대에서 이 정도 음도 안 올라가서 고참들한테 엄청 혼났다. 경계 근무를 설 때는 주로 고참과 함께 서게 되는데, 그 자리에서 고참들은 수시로 노래를 시켰다.

"노래 일발 장전! 초가삼간 집을 지은~"

유일하게 가사를 다 외는 노래인데 이것마저도 퇴짜 맞기 일쑤였다.

그나마 다행인 것은 우리 소대가 사단 군가 경연대회에서 일등을 했다. 몇 장의 포상 휴가증이 나왔는데, 소대장이 인기투표를 해서 군생활 제일 잘하는 사람에게 주자고 제안했다.

그런데 세상에나! 당시 일등병이지만 태권도 교관이자 만능 스포츠맨으로 열심히 군생활을 하는 것처럼 보였던 내게 몰표가 쏟아졌다. 노래는 제일 못하는데 노래로 포상 휴가를 나왔으니, 내 인생에서 가장 아이러니한 일이었다.

사회인이 되어서 성악가, 가수, 리드 싱어, 교수, 유학파 등등 정말 많이 쫓아다녔다. 모두가 포기하는데 이태리에서 유학하고 오신 김기덕 교수님이 나를 잡아 주었다.

"아아아아아~"

성악해 본 사람은 뭔지 금방 알 것이다. 김 교수님의 지도로 턱을 살짝 밀어주니까 환상적인 소리가 났다. 당시 느낌으로는 우리나라 가수들 이제 나 때문에 다 죽었다 싶을 정도였다.

"노래는 내가 잘 부르게 해줄 테니 노래는 네가 불러라."

당시 김기덕 교수님이 강조한 말이다. 노래는 99프로 자신감이라며 자신있게 부르라는 뜻이었다.
그때부터 내 노래는 일취월장했다.

"나는야 흙에 살리라. 부모님 모시고 ~ "
어느 날, 노래방에서 노래 부르는데 심취해 있는데 갑자기 문이 열렸다. 지역에서 콩쿨대회 단골 1등을 한 사람이라는데 자신보다 노래를 더 잘 하는 사람이 있어 충격을 먹고 들어온 것이란다.

내가 이 정도 노래를 부르게 만들어준 사람 중에는 제자이면서 노래 선생인 리드싱어가 있었다.

어느 날 내가 그에게 물었다.

"노래 잘 하려면 시간이 얼마나 걸릴까?"

"한 달이면 충분합니다."

"만약 그렇게 안 되면 짱돌로 찍는다."

그랬더니 나무젓가락 하나만 가져와서 입에 물고 노래를 불러 보라고 했다. 그 자리에서 놀랍게 두성이 열려서 환상적인 소리가 나오는 경험을 했다.

나는 지금도 나무젓가락 하나가 나를 음치에서 탈출시켜 줬다고 본다.

이전에는 노래 시킬까 봐 생일도 그냥 지나치고, 잔칫집도 안 가고 했는데, 이제는 노래가 제일 자신 있는 것이 되었다.

음치 면하고 싶은 분은 나를 찾아와도 좋다.

백프로 노래 잘하게 해 드릴 자신이 있다.

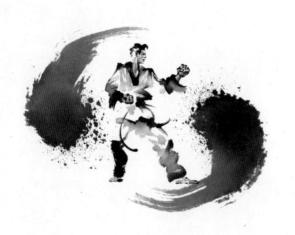

라면 한 그릇으로라도 　3부

여건을 탓하지 마라

"나는 다른 사람보다 검이 짧습니다."

병사 중 한 명이 불평을 했다.

하지만 지휘관은 단호하게 말했다.

"검이 짧으면 일보 전진하고 여건이 안 좋으면 노력을 배가하라."

라면 한 그릇으로도

나는 체육인 선교신학교 태권도학과 출신이다. 대학에서 일본에서 잘 나가는 기업의 회장님이신 일본어 교수님을 만났다. 한국에 정치학을 공부하러 왔다가 일본어를 가르치기 시작했는데, 그때 일 년 간 한 집에서 살면서 교수님을 모실 수 있었다.

교수님은 원래 돈이 많아서 교수 사례비를 받으면 열어 보지도 않고 학생회에 쓰라며 봉투째 주시곤 하셨다. 그리고 교수님은 동창회 모임 때마다 식사비용은 도맡아 내시곤 했다.

그런데 어느 시점이 되자 교수님은 그렇게 하는 것에 대해 아무도 감사하는 마음을 갖지 않고 돈만 내라 하니 속상

하고 즐겁지 않다고 하셨다.

　하지만 어느 날, 일본어 수업이 끝나고 체육학과 출신의
한 학생에게 점심 대접을 받고 그렇게 서운했던 마음이 싹
녹아들기 시작했다고 한다.
　점심을 사겠다고 했을 때 교수님은 근사한 레스토랑 같
은 데서 맛있는 것을 먹겠구나, 잔뜩 기대하고 갔는데 학
생은 골목골목 들어가더니 작은 분식집으로 들어갔다고 한
다. 그리고 그곳에서 당시 천오백 원인 라면 한 그릇을 대
접했다는 것이다. 처음에 분식집으로 들어설 때는 실망했
는데, 교수님은 그 자리에서 지금까지 가장 행복한 식사 대
접을 받았다고 하셨다.

　그렇다. 감동은 결코 비싼 음식을 대접해야만 있는 것이
아니다. 라면 한 그릇이라도 마음과 정성이 있으면 그것으
로 충분한 것이다.

　돈이 없다고 식사대접을 못한다고 하지 말자.
　진심으로 마음을 내면 라면 한 그릇으로도 상대에게 큰
감동을 줄 수 있다.

육군사관학교 무도교관이 외국으로 태권도 시범을 갈 때 같이 갔다. 그때 그 분의 가문에서 대대로 내려오는 침술을 접했다. 손목의 인대가 늘어났을 때 이 분이 침 한방 놓으니까 완치가 되는 경험을 했다.

"침술을 전수해 주시면 저도 태권도 비법을 드리겠습니다."

하지만 그 자리에서 가문 대대로 내려오는 비법이라 그럴 수 없다는 말을 들으며 거절을 당했다. 당연히 그럴 수 있겠다고 생각했다.

십 년 후에 친구 사무실에서 우연히 그 분 형을 만났다. 키나 생김새가 동생하고 너무 닮았다. 그 자리에서 또 부탁을 해봤다. 비용은 얼마든지 지불해드리겠다고 했지만 답변은 노였다. 비법을 얻는다는 것은 결코 쉬운 일이 아니었다.

TV프로그램 맛집 탐방에서 도가니탕을 만드는 과정을 다 알려주고 육수 우려내는 것만 비밀로 하는 경우가 있다. 비법의 전수자들은 이것을 다른 사람에게 알려주는 것을 꺼려한다. 장사를 할 때 자신만의 비법을 공개하면 같은 사람이 나타나서 경쟁력이 떨어질까 봐 걱정하는 것이다.

이것을 전 국민에게 알려주면 얼마나 유용하겠는가?
안목이 부족한 것은 아닌가 싶어 안타깝기만 하다.

벤츠 전략이 아쉽다. 세계적으로 유명한 자동차 회사인 벤츠는 빙판에서 브레이크를 잡는 기술을 로얄티 없이 공개해 버렸다. 비법이 경쟁사에 넘어가 그만큼 손해를 볼 수 있는 일이었다. 하지만 이들은 그 비법을 감추는 것보다 공개함으로써 소비자들에게 자동차는 역시 벤츠가 최고라는 사실을 모두 다 인정해버리게 만들었다. 벤츠를 자동차의 대표로 만든 이미지 마케팅으로 세계 최고의 자동차로 성공한 것이다.

누구나 비법 하나쯤은 가지고 있다.

한 마디로 누구나 한방은 다 갖고 있다.

이것을 감추고 있으면 당장은 본인에게 이익일 수 있지만, 그 수명이 오래 가기 어렵다.

하지만 이것을 나누며 더 많은 사람이 공유하게 하면 자신은 그 분야에 최고 권위자로 이름을 날리며 더 많은 이익을 얻을 수 있다.

비법, 이제는 나눴으면 한다. 벤츠처럼 본인은 그 분야에 최고가 되어 더 큰 보람을 느낄 수 있어서 좋고, 대다수의 국민들은 그 혜택을 누릴 수 있으니 얼마나 좋은 일인가?

야구공의 실밥은 몇 개일까?

야구에 관심있는 사람은 알려나?

한번 생각해 보자.

여러분은 과연 실밥이 몇 개라고 생각하는가?

대구상고에서 야구선수 트레이너로 활동할 때다. 고려대 야구장에서 연습경기를 하는데 한쪽 드럼통에 실밥이 터지고 찢어진 공이 수백 개쯤 있었다. 얼마나 연습을 많이 했으면 공이 그렇게 됐나 싶었다. 그때 궁금해서 공안에 뭐가 들었나 싶어서 공을 해부해 보았다.

야구공은 108개의 실밥으로 이뤄져 있다. 실밥을 벗기고 가죽을 제거하니 굵은 실로 된 줄이 칭칭 감겨져 있는데 족히 백 미터는 넘을 것 같았다. 마지막까지 풀어 보니까 가장 안쪽에 탱탱볼 만한 고무공이 들어 있었다. 그 공이 반발력을 만들어서 홈런을 만드는 것이다.

우리 안에도 야구공의 고무공과 같은 핵이 있다.

그 핵이 우리를 우리답게 만드는 것이다.

그렇다면 그 핵은 무엇일까?

재능, 사랑, 믿음일 수도 있다.

깊이 관찰하면 보인다. 나를 나답게 하는 그 무엇이 보인다. 마치 야구공의 실밥을 뜯어 보듯이 가끔은 나를 나답게 만드는 것이 무엇인지 보기 위해 나를 덮고 있는 허울들을 뜯어가며 깊이 관찰해볼 필요가 있다. 그러면 자신만이 갖고 있는 그 무엇이 보이기 마련이다.

나는 이것을 내공이라 부른다. 나를 나답게 하는 나만의 핵, 내 안에서 나를 나답게 만드는 그 무엇이 바로 내공인 것이다.

　오늘도 나는 내가 경험한 내공의 세계를 다른 이들도 느끼게 해주려고 나만의 방법으로 내공을 다지고 있다.

고등학교 때 태권도를 같이했던 친구는 운동실력이 정말 출중했다. 직장생활하면서 오랫동안 도복 한 번 입지 않았던 친구인데, 일명 A탑이라 불리는, 사람 어깨 위에 한 사람이 밟고 올라가서 송판을 잡고 있는 것을 격파하는 실험을 실수 없이 해냈다. 그야말로 국가대표급의 시범을 보여주었다.

그 친구는 평행봉 실력도 으뜸이었다. 앞뒤로 몸을 움직이면서 물구나무 서는 동작을 기계체조 선수처럼 해냈다. 점심 때마다 평행봉에 둘러선 친구들이 그 친구의 묘기를 보며 절로 감탄사를 터트리곤 했다.

그 친구와 산길을 걸으며 이야기를 나눈 적이 있다.
나는 아침에 일이 꼬이고 안 좋으면 하루 종일 죽 쓰는
일이 생긴다고 했다.
그때 친구는 아침에 안 좋은 일이 있으면 오후엔 반드시
좋은 일이 생긴다고 했다.

친구의 말을 들으며 나는 뭔가에 뒤통수를 맞는 기분이
었다. 친구와 내가 같은 일을 갖고도 다르게 받아 들인다는
것을 안 것이다. 나는 부정적이었고, 친구는 긍정적이었다.

'물이 나올까?'
우물을 팔 때 이런 마음으로 시작한 사람은 땅을 파다가
물이 안 나오면 얼른 다른 곳을 파면서, 계속 그런 일을 하
며 나오지 않을 일만 만든다.

'물은 반드시 나올 거야.'

반면에 이런 마음으로 땅을 파기 시작한 사람은 물이 안 나와도 '이만큼 팠으니까 이제 조금만 더 파면 나올 거야.'라는 생각으로 물이 나올 때까지 파서 우물을 팔 때마다 어떻게든 물이 나오는 결과를 불러 오기 마련이다.

친구의 말을 듣는 순간에 내가 혹시 '물이 나올까?'라며 우물을 파는 사람은 아닌가 생각하게 되었다. 그때의 추억이 너무나 생생해서 나는 지금도 부정적인 생각이 올라오면 의식적으로 친구와 나눴던 이야기를 떠올리며 긍정적인 생각으로 바꾸는 노력을 하고 있다.

어떤 사람이 삽 한 자루로 사막에서 샘을 파고 있었다. 지나가는 사람들이 미쳤다고 조롱할 정도였다. 그 모습을 보고 안타까워 어떤 사람이 이렇게 물었다.

"기계로 샘을 파도 물을 구하기 힘든데, 어떻게 삽 한 자루로 땅을 파십니까? 물이 나올 것을 몇 프로나 확신하십니까?"

"저는 100% 확신합니다."

"그렇게 확신하는 근거가 뭐죠?"

"저는 나올 때까지 파기 때문입니다."

이 얼마나 확실한 100% 믿음인가?

절대긍정!

성공하고 싶다면 바로 이처럼 절대긍정의 마음으로 무슨
일이든 해 나가야 한다.

나는야 스파링 파트너

수능에서 400점 만점에 98점을 받은 학생이 있었다. 그가 이처럼 참담한 점수를 받은 것은 시험을 보기 전에 이미 예상 가능한 일이었다.

수능 당일, 아침 7시가 지나 혹시나 하고 전화를 했더니 아직도 자고 있었다. 수능 시험장까지 늦을까 봐 비상등을 켜고 인도로 달려서 겨우 오 분 전에 도착할 수 있었다.

오죽하면 감당이 안 된다고 '포레스트 검프'라는 별명을 얻었겠는가?

그런데 이 학생에게도 뛰어난 재주가 있었다. 바로 맷집과 끈기였다. 태권도를 가르치는데 움직이는 샌드백이라는 말을 들을 정도로 엄청 맞기만 했다. 그렇게 맷집과 끈기로 버티더니 일 년이 지난 후에 겨루기를 하니까 일취월장해 있었다.

그 결과 대학교도 태권도학과로 진학하고 졸업까지 잘 해낼 수 있었다.

전 헤비급 챔피언 전설의 핵주먹 마이크 타이슨도 처음부터 잘한 것이 아니다. 그는 어렸을 때 챔피언의 스파링 파트너였다. 스파링을 해주면서 자꾸 맞다 보니까 맷집이 생겼고, 어떤 상대도 두렵지 않다는 자신감이 생겼고, 때리는 법도 알게 되었다. 그렇게 혹독한 스파링의 시기를 거쳐 프로가 되었고, 전설적인 주먹으로 이름을 남긴 것이다.

내가 태권도 도장에 다닐 때 사범님들은 거의 다 키 180cm 이상, 체중 80kg 전후로 건장한 체격의 소유자였다. 그 당시 나는 58kg급, 그들과 최소한 서너 체급의 차이가 났다. 나는 이렇게 불리한 신체적 조건을 끊임없는 노력으로 극복했다. 매일 스파링을 하니까 두렵지가 않았고, 누구라도 해볼 만하다는 자신감이 생겼다. 그렇게 시간이 지나니까 스파링을 할 때 덩치 큰 사람을 만나면 때릴 데가 더 많아서 오히려 만만해 보일 정도였다.

나를 세상의 스파링 파트너로 생각해 보자. 아무리 힘든 일이 있어도 스파링이 끝나고 나면 나도 모르게 맷집이 생겨 아무리 강한 스파링 상대가 내 앞을 가로막더라도 두려움 없이 이겨낼 용기를 가질 수 있다.

그러면 스파링 파트너로서의 시간이 끝날 때 스파링 상대보다 훨씬 강해져 있는 나를 만나게 될 것이다.

좋은 것으로 나를 꾸미자

폼이 오십 점은 먹고 들어간다. 선수의 장비만 봐도 출신과 실력을 알 수 있다. 마치 군대에서 걷는 폼만 보고도 말년 병장인지 신병인지 알 수 있는 것처럼.

육상, 수영, 스케이팅 모든 것이 다 장비 싸움이다.
평창동계올림픽 금메달리스트 중에는 장비만 수천만 원을 들여 본국에서 운송해 오는 선수들이 있다.

장비는 가급적 좋은 것으로 쓰자.
내 몸도 가급적 좋은 것으로 꾸미자.

운동복이든 기구든 좋은 것을 사야 포기하기가 힘들다.
돈이 아까워서라도 그만큼 더 하게 된다.

무슨 일을 시작할 때 괜히 고수에게 배운다고 레슨비 많
이 쓰지 말고, 나를 꾸미는데 아낌없이 많은 돈을 쓰자.

그렇다고 괜히 겉모습만 가꾸는데 돈을 쓰라는 것이 아
니다. 자신을 가꾸는데 최소한의 투자를 하라는 말이다. 세
상에서 제일 귀한 사람은 나 자신이다. 나를 위해 투자하는
것을 아까워하지 말자.

선도 보지 않고 데려간다는 우리 셋째 딸 이야기다. 딸은 매사에 당당하다. 언니한테 잘못해서 언니가 화가 나 있을 때 엄마가 한마디 했다,

"언니한테 빨리 사과해."

그랬더니 이 딸이 언니가 샤워를 하고 있는데 문을 쾅쾅 두드리고는 언니가 문을 열어주니까 사과 하나를 넣어주었다. 그리고 말했다.

"이제 됐지?"

사과 주었으니까 사과했다는 것이다.

초등학교 때 받아쓰기 점수 50점을 맞았다. 선생님이 내

일 똑같은 문제로 다시 시험을 볼 테니까 공부를 해오라 했는데 노는 게 더 신이 났다. 그리고는 시험을 봤는데 똑같이 오십 점을 맞았다. 어제 맞은 문제는 그대로 맞고 틀린 것은 그대로 틀린 것이다.

"그것 봐라. 공부하라고 했는데 안 하니까 오늘도 오십 점이잖아?"

엄마가 혼을 냈더니 딸이 한 마디 한다.

"엄마, 왜 그렇게 섭섭한 말을 하세요. 어제와 오늘 것 합치면 백 점이잖아요."

어쨌든 되는 말을 하는 것을 보니 자기 인생은 책임질 수 있을 것이라 믿는다.

딸이 여학생으로서는 보기 드물게 반장선거에 출마해서 반장이 됐다. 집에 들어오면서 신발도 채 벗지 않고 방으로 들어오면서 큰소리로 자랑이다.

"아빠, 아빠는 반장 한 번이라도 해 봤어?"

무슨 자랑을 이런 식으로 하나? 오십 점도 반장할 수 있다고 자랑한 것이다. 나는 그 자랑을 들어주기 위해 아무 말도 하지 않았다.

"아빠는 총학생회장도 했었어."

그랬더니 캠퍼스 커플이라 나에 대해 잘 아는 아내가 얼른 대답을 해줬다.

"그래?"

딸아이는 처음으로 아빠에게 존경하는 표정을 지어 보였다. 인정할 것은 바로 인정하는 자세가 보기 좋았다.

학창시절에 성실하기만 하면 백 점을 맞는 과목이 있었다. 채플 시간, 나는 단 한 번도 빠지지 않아 이 과목만큼은 백 점 만점이었다.

나는 이것을 응용해서 태권도학과에서 운동 생리학을 가르칠 때 자기가 원하는 학점을 스스로 쓰라고 했다. 누구든 마음만 먹으면 A+ 받을 수 있는 과목으로 만들고 싶었다.

백 점이라 쓰고 양심에 찔리면 인생을 조금 더 성실히 살라고 했으니 학생들이 좋아할 수밖에 없었다. 그런데 수업 시간 한 번 빠질 때마다 5점씩 감점하니까 결국 평균 점수가 나왔다.

자신이 당당하지 못하니까 누구나 맞을 수 있는 백 점을 얻어가지 못하는 학생이 많았다. 그 중에 한 학생이라도 왜 써낸 대로 백 점을 안 주냐고 당당하게 말하는 학생이 있으면 정말로 그 학생에게는 백 점을 줄 생각이었다.

하지만 누구도 그렇게 말하는 학생은 없었다. 스스로에게 당당하지 못했기 때문이다.

인생이란 게 그렇다. 아무리 꿈이 원대해도 스스로에게 당당하지 못하면 그 꿈을 이룰 수 없다. 설사 누가 그 꿈을 이뤄준다고 해도 스스로 걷어찰 때가 많다.

그래서 나는 셋째딸의 당당함이 좋다. 어떻게든 자신 인생을 스스로 선택하고, 그 선택에 스스로 책임지는 당당한 아이가 될 것이라 믿기 때문이다.

재주가 메주라고

"재주가 메주다."

메주는 주무르는 대로 모양이 만들어진다. 따라서 이 말은 어떤 상황에 처하든 그 상황에 맞는 재주를 부리는 사람을 뜻하는 말로 쓰인다. 적어도 내가 알기로는 우리 고향에서 어르신들이 재주가 특별한 사람을 일컫는 말로 쓰였다.

이 말을 정반대로 해석하는 이들도 있다. 못 생기고 볼품없는 것의 대명사로 쓰이는 메주인 만큼 재주도 특별한 게 없다는 뜻으로 해석하는 이들이다. 그러고 보니 이런 해석도 일리가 있어 보인다.

"재주가 메주다."

  하지만 나는 이 말을 어릴 때부터 배운 특별한 재주를 가
진 사람을 일컫는 말로 받아 들여야 한다고 본다. 메주는
어떤 틀을 갖다 대면 그 틀에 맞는 자신의 모습을 만들어
간다. 이는 스포츠에서 두각을 나타내는 스타들과 같다.

  세계적인 농구 스타이자 스포츠 재벌인 마이클 조던, 축
구에서 신의 경지에 올랐다고 평가받는 메시와 호날두, IMF
금융위기 때 온 국민들에게 큰 힘을 주었던 메이저리그 박
찬호와 필드에서 운동하느라 새카맣게 탄 다른 부위와는
달리 양말과 운동화를 신었기에 유독 새하얀 발을 연못에
빠지기 직전인 공을 치기 위해 양말과 운동화를 벗어 드러
냄으로써 마지막까지 포기하지 않는 투혼을 보여준 골프의
여왕 박세리, 동계올림픽 피겨스케이트에서 세계적으로 이
름을 널리 날린 영원한 국민의 스타 김연아 등등…,

나는 이들이 바로 '재주가 메주'인 사람들이라 생각한다. 자기 분야에서 최고가 되기 위해, 자신이 선택한 스포츠 종목에 맞춰 그것과 하나가 된 사람들!

"재주가 메주다."

이제는 누가 내게 이렇게 말하더라도 결코 좌절하지 말자. 메주는 자신이 선택한 일에 자신을 맞춰가는 사람들이다.

나도 내가 선택한 일에 꼭 맞는 모양을 갖추기 위해 노력하고 있다. 재주가 메주인 사람이 되기 위해 오늘도 나는 최선을 다하고 있다.

나를 인정하라

"나를 인정하라!"

한 마디로 나를 축복하라는 거다.

"나는 볼수록 멋있다."

"나는 매력 있다."

"나는 아름답다."

"나는 충분히 자격이 있다."

이렇게 나를 인정하고 자기 최면을 걸면 반드시 그 자리
에 서게 된다.

"펠레는 펠레고, 나는 나다."

전설적인 축구스타 마라도나는 주변에서 너무 펠레와 비교하니까 이렇게 말했다.

인생에 정답은 없지만, 나는 행복을 추구하는 삶에서 이것만큼 확실한 정답은 없다고 본다.

"나는 나다."
남과 비교하면 부족한 것이 보이고 열등감이 생긴다.
행복은 남과 비교할 때 바닥으로 떨어진다.

나를 인정하고 나만의 모습을 찾아가자. 행복은 나를 인정하고 나만의 모습을 찾아갈 때 따뜻한 미소를 지으며 내 곁으로 다가온다.

일을 하고자 할 때는

　평생 태권도를 했는데 언제부턴지 태권도가 즐겁거나 행복하지 않았다. 그런데 취미로 하는 조기축구는 참 재미가 있었다.

　어느 날 축구를 끝내고 고민했다.

　왜 이런 일이 생기는 걸까?

　축구는 한 순간 이기고 지느냐 게임이고, 태권도는 무도인으로서 평생 어떻게 사느냐의 게임이기에 그럴 수 있다고 생각했다.

　그때부터 내가 태권도를 하는 이유를 생각해 봤다. 태권도는 나를 찾는 일이다. 그러니 이제부터 태권도가 행복하지 않으면 더 이상 태권도를 할 이유가 없다고 생각했다.

그렇게 생각을 바꾸고 나니 태권도를 할 때도 행복한 일들이 보이기 시작했다. 태권도 실력도 더 늘었고, 사람들도 나를 좋아하기 시작했다. 태권도를 행복하게 하니까 정말 행복한 일들이 더 많이 생기기 시작했다.

그때부터 나는 결심했다. 무슨 일을 하고자 할 때는 먼저 세 가지를 물어보았다.

첫째, 잘 하느냐?
둘째, 행복하느냐?
셋째, 평생할 거냐?

이렇게 따져보니 이 생각이 맞다고 확신했다. 무조건 일을 시작하고, 올인하기 시작했다.
잘하는 일, 행복한 일, 평생 할 일을 선택해서 올인하니 이제 행복할 일만 남았다.

내
공
은
어
디
에
서

내 인생에서 가장 삐뚤어진 길로 들어섰던 고2때다. 붓글
씨 시간에 선생님이 문장 하나를 쓰라고 했다.

"장길표는 위대한 사람이다."

나는 당당하게 이렇게 썼다. 선생님은 최고 악동이 선생
님에 대한 반항으로 쓴 글로 오해했다.

"너는 붓을 놓아라!"

그리고 허벌나게 혼을 냈다.

그때부터 나는 최고 악동의 길로 더욱 떨어져 공부를 그
만 두고 운동에 매달렸다.

세월이 많이 지난 후 어른이 되어 새벽마다 관악산을 오르다가 운동을 나온 어르신을 만났다.

"뭐 하시는 분이세요?"

자주 보니 친숙해져서 여쭤보았더니 서예학원 원장님이라고 했다. 문득 공부를 포기하게 만들었던 붓글씨 시간이 생각나서 지나는 투로 여쭤 보았다.

"저도 붓글씨를 배울 수 있나요?"

"뭐 하시는 분입니까?"

"태권도 사범입니다."

"배우지 마세요."

"왜요?"

"붓 잡는 데만 십 년이 걸립니다."

그때 만났던 그 원장님 내공은 정말 장난이 아니라는 것을 알 수 있었다.

"좋은 하루 되세요!"

헤어질 때 어르신이 이렇게 말하며 체감 온도 20도를 넘나드는 추운 겨울 새벽 네 시쯤 손바닥을 내 하단전에 살짝 대는데 뜨끈한 난롯불을 대는 느낌이었다. 이전까지 나는 그렇게 따뜻한 손기운을 느껴본 적이 없었다. 붓 잡는 데만 십 년이 걸린 어르신의 내공이 손끝에서 내 몸으로 살아오는 것만 같았다.

역시 자기 분야에서 한 우물을 판 사람의 내공은 다르다. 그들은 일을 하는 게 아니라 일로 수행을 하는 이들이다. 그러니 그 내공이 어디로 가겠는가?

자기 일에 고수가 된 사람들은 나름대로 내공을 갖고 있다. 그 내공은 그대로 몸맘을 통해 드러나기 마련이다.

"기합은 무기다!"

국가대표 태권도 시범단 소속일 때 이규형 단장님이 강
조한 말이다.

기합의 힘이 얼마나 큰지 러시아에서 세미나를 하면서
시범을 보였다. 행사에 참석한 사범들이 함께 기합을 넣었
더니 돔으로 된 천장 유리가 깨져서 떨어질 정도였다. 그
이후로 러시아에서는 이규형 단장님을 대단한 사람으로 여
기고 있다고 한다.

겨루기 하면서 공격할 때 기합, 격파할 때 기합, 품새를

할 때 동작 간에 혹은 동작 끝에 기합을 넣으면 온몸에 그만한 기운이 들어차는 것을 느낄 수 있다.

여자 테니스 선수 사라포바는 볼을 칠 때마다 괴성을 지른다. 여기서 그녀의 파워가 나온다. 아울러 상대의 기를 죽이는 힘도 발휘한다.

"아아아 파아앗!"
이소령처럼 기합을 넣어보자.
도장에 가서, 노래방에 가서, 산정상에 올라서 기합 한번 크게 질러보자. 에너지는 충전되고, 스트레스는 다 날아가고, 새 기운이 충전되는 것을 느낄 수 있다.

기합은 그 자체로도 힘이 크지만, 기합을 넣을 때는 초능력 같은 힘이 나오게 한다. 전사처럼 두려움이 없어지고, 용맹해지며, 강해지게 한다.

힘들거나 어려운 일이 있을 때는 더욱 기합을 질러보자. 그러면 자신도 모르게 용기가 생겨 좀더 빨리 그 일에서 벗어나는 경험을 할 수 있을 것이다.

"선배들한테 인사 잘 하고 연습장에 제일 먼저 나가 눈치 껏 해라."

프로야구에서 전설의 유격수로 명성을 날린 바람의 아들 이종범 선수의 아들로 대를 이어 성공가도를 달리고 있는 이정후 선수의 이야기다. 야구의 선배이자 아버지인 이종 범은 평소에 아들에게 야구를 가르치기보다 이런 말로 인 성을 강조했다고 한다. 그러면서 야구는 감독이나 선배들 로부터 알아서 배우라고 했다고 한다. 아버지라고 괜히 아 들을 가르치려 들었다가는 오히려 감독이나 선배들의 말을 듣지 않을까 봐 야구를 가르치는 것은 일부러 지양했다는 것이다.

역시 그 아버지의 그 아들이다.

미국 메이저리그에서 146승을 한 박찬호 선수, 아시아 선수 중에 최다승의 보유자다.

미국에 가기 전에 그는 빠른 공은 던지지만 아직 잘 다듬어지지 않은 선수였다. 그는 미국에서 신인시절에 게임을 할 때 투수로서 첫 공을 던지기 전에 심판과 관객을 향해 모자를 벗고 허리를 깊이 숙여 인사하는 것으로 유명했다. 그때까지 메이저리그에서 그렇게 인사를 하는 선수가 없었다.

사람들은 그 모습을 보고 박찬호에 대해 동양에서 온 빠른 볼을 던지는데, 예의까지 바른 선수라는 좋은 인상을 갖기 시작했다. 그가 성공한 요소에 인사가 얼마나 큰 역할을 했는지 짐작할 수 있는 부분이다.

"인사만 잘 해도 성공한다."

나 역시 자식들에게 이 말을 늘 강조한다. 그렇게 살다 보니 좋은 사람들을 많이 만났다. 다행히 자식들도 말을 잘 들어주니 나는 참 복이 많은 사람이다.

성공한 사람들은 인사를 잘 한다. 우리 모두 성공하고 싶다면 인사부터 잘 하는 사람이 되자.

조자룡을 얻은 리더십

조조의 공격을 받은 유비는 가족과 헤어지게 된다. 조자룡은 유비의 가족을 책임진 장수였는데, 유비의 부인 중 한 명을 잃었다. 다행히 부인 한 명과 아들을 악전고투 끝에 겨우 구해서 합류하게 되었다. 이때 유비가 아들을 보면서 한마디 했다.

"이 어린 놈 때문에 훌륭한 장수를 잃을 뻔했구나!"

그때 그 말을 듣고 감격한 조자룡은 평생 유비에게 충성을 한다.

사람은 누구나 인정해주고 믿어주는 사람을 위하여 목숨

을 걸기 마련이다.

하지만 스포츠든 인생이든 인정해주고 믿어준다는 것은 쉬운 일이 아니다. 특히 프로에서 부진한 선수를 인정하고 믿어준다는 것은 더더욱 그렇다.

누구나 잘 할 때는 인정하고 믿어주지만, 잘못했을 때는 눈을 돌리거나 잘못을 지탄하기 십상이기에 더욱 그렇다.

하지만 믿음은 어려울 때 더욱 드러나기 마련이다. 실수나 잘못을 했을 때 믿고 인정해주는 리더십, 유비가 조자룡 같은 영웅을 부하로 얻은 리더십은 우리가 분명히 배워야 할 부분이다.

최고의 리더십은 인정하고 믿어주는 것이다.

언어를 보면 건강이

"속상해 죽겠다."

"짜증난다."

"배고파 죽겠다."

"스트레스로 미치겠다."

이런 언어를 자주 사용하는 사람은 건강할 수가 없다.

"기분 좋다."

"행복하다."

"사랑한다."

이런 언어를 자주 사용하면 저절로 건강에 입문할 수 있다.

자주 사용하는 언어가 무의식 중에 젖 먹던 힘을 발휘한다. 건강하고 싶다면 평소에 긍정적인 말을 하자.

한은 절박함의 다른 이름이다.

육체적인 것이 아니라 영적인 것이다.

4차원적인 힘이다.

여자가 한을 품으면 오뉴월에도 서리가 내린다고 했다.
그만큼 한은 초인적인 힘을 발휘하게 한다. 따라서 무슨 일
을 하고자 한다면 그 일에 한을 품어봐야 한다.

내게는 청출어람을 실감케 하는 제자가 있다.
백 점 만점에 백 점을 줄 수 있는 실력의 소유자다.

이 제자에게 뭔가 만족이 안 되는 부분이 있었다. 최고 점수를 깨고 넘어서야 최고가 될 수 있는데, 뭔가 부족한 것이 있었다. 즉 최고가 되겠다는 절박함이 없었다.

"너는 한이 없어. 최고가 되겠다는 절박함이 없단 말야. 최고가 되려면 먼저 꼭 최고가 되겠다는 한을 새겨야 할 거야."

제자에게 늘 이 점을 지적했고, 제자는 절치부심 속에 그 절박함을 찾아 최고가 되기 위해 노력하고 있다. 조만간 그 제자가 한을 풀 듯이 최고의 경지에 이를 날도 멀지 않았다.

때로는 방향보다 방법을

포스베리는 미국 육상에서 가장 영향력 있는 선수 중의 한 사람이다. 1968년 제19회 멕시코 올림픽 때, 높이뛰기에서 처음으로 배면뛰기를 했다. 당시 2.38cm를 넘으면서 세계 신기록으로 금메달을 땄다. 관계자들과 관중의 눈을 휘둥그레하게 만들었다.

그는 그때까지 남들이 다 쓰는 방법이 아닌 배면뛰기로 자기에게 맞는 새로운 방법을 만들어냈다. 즉 높이뛰기 방법을 바꿔서 세계 최고가 된 것이다.

그 후로 전 세계 높이뛰기 선수들이 다 이 방법을 선호하고 있다.

일본의 400계주 선수들은 리우올림픽에서 37.60으로 아시아 신기록을 세우며 2위를 했다. 그동안 육상의 강대국인 미국을 3위로 밀어낸 것이다. 신체적인 조건에서 열세인 동양인으로서는 쉽지 않은 달리기에서 이런 성과를 얻은 것은 바로 그들만의 새로운 바통터치 방법을 썼기 때문이다.

그전까지 모든 선수들은 위에서 아래로 바통을 연결했다. 그런데 일본은 처음으로 아래에서 위로 바통을 전달하는 방법으로 바꾼 것이다. 이 방법이 영 점 몇 초씩의 시간을 단축했고, 세 번의 바통을 연결해야 하는 계주에서 큰 효과를 본 것이다.

태권도는 내게 가장 어울리지 않는 종목이었다. 신체검사 때, 현역에 가려고 살짝 뒤꿈치를 들어도 167.5cm였다. 키는 적고 몸무게는 많이 나가는 숏다리였다.

나를 아는 이들 중에는 내가 유도에 아주 적합한 체형이라고 하면서 태권도를 하는 나의 기를 꺾어 놓는 경우가 많았다.

하지만 나는 태권도를 포기하지 않았다. 방향을 바꾸다 보면 무엇 하나 제대로 할 수 없을 것 같았다. 그래서 방향을 바꾸기보다 방법을 바꾸기 위해 내 체형에 맞는 태권도를 찾기 시작했다.

나는 키가 작으니까 폼을 낮게 잡기로 했다. 그러지 않아도 작은 내가 폼을 낮게 잡기 시작하니까 상대입장에서는 나의 공격할 곳을 찾기 힘들었다. 나에게 맞는 태권도 수련 방법을 바꾼 덕분에 태권도에서 두각을 보이기 시작했다.

태권도가 나에게 맞지 않다고 하는 사람들의 말을 듣고 방향을 바꾸지 않은 것을 한번도 후회하지 않는다. 오히려 방법을 바꿔서 나만의 태권도를 발견한 것에 큰 자부심을 갖고 있다.

그래서 이미 일을 시작해 놓고 중도에서 포기하려고 고민하는 사람을 만나면 이렇게 말하곤 한다.

"방향을 바꾸지 말고 방법을 바꿔보세요."

꿈을 이루려면
해야 할 것들

첫째, 야망을 버려라.

일본에 사무라이가 유명한 스승을 찾아갔다.

"스승님, 저를 가르쳐주십시오."

스승은 제자를 자청하는 이의 체격과 눈빛을 보고 받아주었다. 그런데 시작도 하기 전에 이 사무라이가 스승에게 물었다.

"스승님, 몇 년이나 배워야 스승님의 경지에 이를까요?"

"5년 뒤에나 될려나?"

"다른 사람들보다 몇 배나 열심히 하고, 잠도 안 자고 연습하면 몇 년이나 걸릴까요?"

"그러면 10년쯤 걸리려나?"

"왜 더 열심히 하는데 시간은 배로 걸린다는 거죠?"

"네 놈은 야망에 한 눈을 잃어버리고, 한 눈으로 길을 찾으려고 하니까 배로 걸리는 거다."

적당한 야망은 꿈을 보완하지만, 지나친 야망은 눈을 멀게 한다.

따라서 꿈을 이루려면 먼저 야망부터 버려야 한다.

둘째, 즐겨라.

박태환, 김연아 선수가 금메달을 따고 세계 최고의 선수가 될 수 있었던 것은 본인이 좋아서 찾아갔고, 본인이 좋아서 그 자체를 즐겼기 때문이다.

"아는 자는 좋아하는 자를 이길 수 없고, 좋아하는 자는 즐기는 자를 이길 수 없다."

공자의 말씀이다. 그렇다. 꿈을 이루려면 즐길 줄 알아야 한다.

뉴욕 필 하모니의 상임 지휘자 및 음악 감독을 맡았고 미국의 지휘자 작곡가 피아니스트 음악해설가였던 레너드 번스타인은 말했다.

"하루 연습을 안 하면 내가 알고, 이틀 연습을 안 하면 아내가 알고, 사흘 연습을 안 하면 청중이 안다."

매일 연습을 하라는 말인데, 이것은 즐기는 마음이 없으면 정말 힘든 일이다. 따라서 꿈을 이루려면 매일 연습을 하기 위해서라도 즐길 줄 알아야 한다.

셋째, 모든 일에 절제할 줄 알아라.

나는 고등학생 때부터 술과 담배를 입에 달았다. 특히 술은 말술로 들이킬 정도였다. 그런데 최고가 되려니까 둘 다 끊어야 할 일이 생겼다. 담배는 군대에서 대표선수 하려고 끊었고, 술은 제대하고 더 높이 비상하기 위해 끊었다. 또한 노는 것을 엄청 좋아했지만, 태권도에서 최고가 되기 위해 당구장, 볼링장에 한 번도 가지 않았다. 미래를 위해 절제력을 실험하고 싶었다. 꿈을 이루려면 모든 일에 절제할 줄 알아야 한다.

넷째, 잘못된 동기를 바꿔라.

사춘기는 내 인생을 지름길이 아닌 갈래길로 몰아 넣었다. 태권도 말만 들어도 가슴 설레고 행복했던 동기를 잃어버리고, 주먹계에 황제가 되겠다는 동기로 바뀌었다. 그때 잘못된 동기에 혹하지 않고 국가대표를 꿈꾸었다면 나의 인생은 어떻게 되었을까?

꿈의 동기가 처음부터 잘못 됐다면 그 꿈을 이룬다 하더라도 행복할 날이 없다. 꿈을 이루려면 지금 당장 잘못된 동기부터 바꿔야 한다.

다섯째, 시간을 따로 빼어놓으라.

나는 지금도 새벽시간을 미래를 위해 투자하는 시간으로 활용한다. 하루 몇 분, 혹은 한 달에 몇 분씩 목표를 위해 투자하니까 나중에 몸이 저절로 적응했다. 일 년을 꾸준히 하다 보니 나중에는 시간만 되면 자동으로 눈이 떠졌다.

처음이 어렵다. 꾸준히 나를 위한 시간을 따로 빼어놓으면 그 시간에 맞춰 몸이 적응하게 된다. 꿈을 이루려면 나만을 위한 시간을 따로 빼어놓아야 한다.

여섯째, 최선을 다하라.

사자는 모든 동물 중의 왕이지만, 병든 얼룩말을 공격할 때도 최선을 다하여 공격한다.

왜?

아무리 강해도 내면에는 두려움이 존재하니까 그것을 극복하기 위해서 더욱 그러는 것이다.

"Do you'r best! 최선을 다하라!"

고등학교 때 우리 반 급훈이다. 나는 이 말이 좋다. 그래서 매사에 최선을 다했다.

국가대표 태권도 시범단을 할 때였다. 그때 이규형 단장님은 6년 동안 단 한 번도 운동시간에 늦으신 적이 없었다. 역시 그 분야에서 최고가 된 분은 뭔가 다르다.

그때 나는 매사에 최선을 다하는 모습을 보고 많은 것을 배웠다. 태권도 시범단에서 송판을 잡았을 때였는데, 언제나 최선을 다해서 잡았다. 그래서 지금은 송판 잡는 데 달인이라 자부하고 있다.

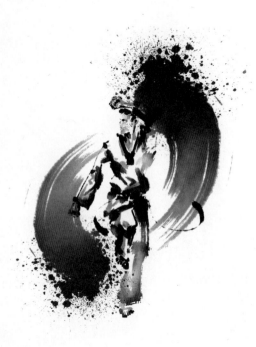

나의 선택 나의 삶　4부

+

혹자는 인생이 고스톱 같다고 한다. 될 듯 말 듯하다가 만다는 것이다. 하지만 나는 인생은 마라톤이라는 말이 더 와닿는다. 인내력과 끈기가 필요하니.

기원전 490년에 아테네군 일만 명과 페르시아군 십만 대군이 전투를 벌였는데 아테네군이 승리했다. 이 기쁜 승전보를 전하기 위해 페이디피테스라는 병사는 아테네까지 달려갔다.

"기뻐하라! 우리가 승리했다!"

그는 시민들에게 기쁨을 전하고 그 자리에서 죽었다.

이때 달린 거리가 42.195km였다.

국제마라톤대회 트레이너를 여러 번 했다. 42.195km를 완주하고 나면 거의 파김치가 되어 넉아웃이다.

심지어 일등으로 들어 온 사람이 세레모니는 잠깐이고 토하는 경우도 여러 번 봤다.

얼마나 힘들었으면 그랬을까?

나는 평생에 한번쯤은 이 한계에 도전하고 싶었다.

뛰고 죽는 한이 있어도 도전해보고 싶었다.

그래서 동아국제마라톤대회에 참여했다.

내 나이 51세에 풀코스를 완주했고, 나는 죽지 않았고, 이렇게 건강하게 살아 있다.

그때 같이 뛴 사람들 중에는 70~80대 어르신도 있었다. 100회 완주, 1,000회 도전 등 다양한 문구를 등에 붙이고 뛰었다. 그 분들과 함께 뛰는 것 자체만으로도 행복한 일이었다.

나의 1회 완주는 자랑 근처도 갈 수 없지만, 그래도 완주했을 때의 기쁨은 두고두고 무슨 일이 있을 때마다 자신감을 심어주는 추억이다.

처음엔 선수처럼 뛰다가 25km 지점에서 근육경련이 심하게 일어났다. 뼈가 부러질 것처럼 다리가 뒤틀리고 한 발자국만 움직여도 다시 경련이 오고 대책이 없었다. 그래도 포기란 없었다. 그래서 더욱 기억에 남는 일인지 모른다.

인생도 이처럼 포기하고 싶을 때가 많지만, 그 위기를 극복해내고 나면 뿌듯한 성취감이 남는 마라톤과 같다고 볼 수 있지 않을까? 역시 인생은 고스톱보다 마라톤에 더 잘 어울린다고 본다.

재
능
기
부
를
하
다
보
면

+

"콩 한 조각 열 명이 나눠먹고 듬벙에 던지면 풍덩 소리
가 난다."

어머니는 늘 나누는 삶을 사셨다. 오죽하면 콩 한 조각도
열 명이 나눠먹을 수 있다고 생각하셨을까?

아버지도 가난하지만 찾아오는 걸인은 그냥 보내지 않고
밥만이 아니라 용돈까지 보태주었다.

부모님의 본을 따라 나도 나누면서 살려고 기부를 실천
하는 기업인, 연예인, 스포츠 스타의 기사는 모두 스크랩을
해두었다. '페이스북' 주식의 90% 인 50조를 기부한 마크 주
커버그를 누구보다 존경하는 이유가 여기에 있다.

너와 모든 어린이에게 좀 더 나은 세상을 남겨주기
위해 엄청난 책임을 느낀다. 세상의 모든 부모들처럼
엄마 아빠도 네가 지금보다 더 나은 세상을 살기를 원
한다. 우리 사회는 앞으로 이 세상에 올 아이들의 삶을
더 나아지게 만드는데 투자할 의무를 가지고 있다.

- 마크 주커버그의 '딸 맥스에게 보낸 편지'의 일부

미국은 기업인이 존경을 받는다. 주커버그처럼 기부를
실천하며 사회정의에 앞장서는 기업인들이 많기 때문이다.

그런데 우리나라는 어떤가? 해외에 재산을 은닉하거나
자녀에게 편법과 불법으로 물려주기 급급하다. 그래서 국
민들로부터 손가락질을 당하고 있다. 참으로 안타까운 일
이다.

세상 떠날 때는 창고에 쌓아둔 재물보다 이웃에게 나누
고 실천한 사랑이 더 가치있게 빛을 낸다. 나는 재물을 기
부할 만큼 부유하지 않아서 내가 할 수 있는 능력을 기부하
기로 결심하고, 전국대회나 세계선수권대회, 올림픽 등에서
선수를 관리하는 재능기부를 약 30년 동안 하고 있다.

이렇게 재능기부를 하기 시작하면서 내게 부족한 재물을

기부해주는 이들을 만났다.

런던올림픽 때 제자들과 함께 재능기부를 가기로 했을 때였다. 14명의 비용을 준비하는 과정에서 항공료를 기부해주는 이를 만났다. 허리가 아프신 분이 찾아오셔서 내가 갖고 있는 마사지 재능으로 아프지 않게 해드렸더니 항공료 전액을 기부해주신 것이다. 그렇게 항공료를 해결하고 체류비는 제천, 대천, 대전, 성남, 서울을 하루에 찍으면서 벌었다. 내가 가진 기능으로 제자들을 도울 수 있어서 행복했다.

지난 17년 간 레슨비 없이 제자들을 가르칠 수 있었던 힘도 여기에서 나왔다. 재능 기부를 했더니 그 혜택을 받은 이들이 재물로 기부를 해줘서 재물이 없어도 재능기부를 해올 수 있었다.

지금은 나한테 배운 제자들이 내게 받은 대로 기부활동을 하고 있다. 재물이 있으면 재물로, 재물이 없으면 재능기부라도 하며 사는 삶이 행복하다는 것을 실천으로 실감하고 있는 중이다.

양평에서 〈달리는 행복 돌봄〉이라는 행사를 했다. 주민들에게 마사지, 수지침, 상담, 뜨개질, 이·미용 등으로 재능 기부를 하는 행사였다.

나는 마사지 봉사를 했다. 마사지를 한 번도 받아보지 못하셨던 분들이 신세계를 경험한 듯이 기뻐하시는 모습을 보고 뿌듯한 보람을 느꼈다.

"인생 살면서 오늘이 제일 행복했습니다."

"몸이 편안하니 정말 행복하네요. 사랑합니다."

머리 위로 하트 마크를 그리며 감사를 표현하시는 분들을 볼 때는 내가 정말 가치있는 사람이라는 자부심도 느꼈다.

길어야 일이십 분인데 잠깐이지만 너무 행복했다며 눈물까지 글썽이는 모습을 볼 때는 나 역시 정말 큰 행복감을 느끼는 순간이었다.

재능기부로 봉사하시는 분들의 표정은 누구나 다 행복해 보였다. 일흔이 넘어 보이는 봉사자 선생님들이 상담과 수지침 등으로 재능을 기부하시며 행복한 표정을 짓는데 존경스러운 마음이 저절로 올라올 정도였다.

마사지 봉사를 하면서 내가 얻는 가장 큰 소득은 세상은 받으며 사는 사람보다 베풀며 사는 사람이 행복하다는 것을 실감하는 것이다.

행복하고 싶으면 먼저 베푸는 삶을 살아야 한다는 것을 실감할 수 있으니 더욱 행복한 일들이 생기고 있다.

한 사람의 꿈은 꿈이지만 만인의 꿈은 현실이다.

- 징기스칸

　한 시대를 풍미했던 우리나라 최고의 스포츠 스타들도 한 때는 다 꿈을 꿨다. 골프 박세리, 축구 박지성, 야구 박찬호, 피겨스케이팅 김연아 등등.

　그들이 최고가 될 수 있었던 것은 다 꿈을 꾸었기 때문이다.

　나는 어릴 때 태권도라는 말만 들어도 행복했다. 태권도장 한 번 안 다녔어도 2단 옆차기를 달고 살았다. 당시 인기 만화 영화 태권동자 마루치 아라치는 나의 우상이었다.

아이들이 설빔으로 받은 츄리닝 등판에 태권도라고 쓴 것을 입고 다니면 태권도장에 다니는 것도 아닌데 그렇게 부럽기만 했다.

초등학교 5학년 때 담임선생님이 태권도 5단이었다. 체육시간에 품새를 가르쳐주셨다. 방과 후에 시범을 보여주셨는데, 한 선생님이 담배 불을 입에 물고 있는데 뒤돌려차기로 담배재만 떨어뜨리는 시범이었다.

정말 환상이었다. 그때부터 나는 태권도를 배우고 싶다는 꿈을 꾸었다. 그리고 그 꿈이 지금의 나를 있게 만들었다.

농고 출신인 나는 연구생으로 화훼나 오이, 배추 등을 재
배하는 일을 도우며 등록금을 내지 않고 학교를 다닐 수 있
었다. 겨울에는 시장에 오이를 파는 일을 했다. 그러기 위
해서는 먼저 비닐하우스를 지어야 했다. 하우스를 짓고는
오이를 심을 두덩을 팠다. 그리고 짚단을 개울로 가져가서
흠씩 물에 적서 수레에 싣고 와서 하우스 땅에 묻었다. 짚
단을 거름으로 활용하면서 거기에서 나오는 열기로 보온과
수분보충을 하기 위함이었다. 지금 같으면 흙을 판 후에 짚
단을 넣고 호수로 물을 뿌리면 쉬운 일인데 그때는 그럴 수
밖에 없었다.

어쨌든 그렇게 방학도 반납하고 힘들게 일을 했기에 수강료를 밀리지 않고 제일 좋아하는 태권도를 배울 수 있었다. 심사비와 시합출전비는 공휴일에 막일을 해서 충당해가며 태권도를 배워나갔다.

그때 정말 감사했던 것은 관장님께서 유단자가 되면 회비를 받지 않으셨던 일이다. 요즘은 상상도 못할 일인데, 관장님은 가난한 제자를 위해 그렇게 하셨다. 나는 평생 은혜를 갚는 마음으로 관장님을 스승으로 모셨고, 그 마음을 물려받아 스승님이 하셨던 것처럼 제자들을 가르치고 있다.

나는 스승님의 마지막 제자다. 군에서 휴가를 나와 찾아뵈었을 때 스승님은 기라성 같은 선배들을 다 불러놓고 후계자를 지명하시겠다며 느닷없이 내 이름을 부르셨다.
나는 스승님의 호명을 듣고 무슨 심부름을 시키려나 하고 얼떨결에 나갔다가 스승님이 주시는 현판을 받아 들었다. 참으로 감사하고 놀라운 건 선배님들이 아무 불만 없이 축복해주었다는 것이다.
그 짐은 무거웠지만 무한히 행복한 짐이었다.

그래서였을까?

그때 수많은 제자 중에 지금까지 태권도에 생을 걸고 끝까지 남은 제자는 나밖에 없다.

내가 태권도에 입문한 것은 고등학교 때였다. 가족들의 반대가 거셌다. 지금의 형님, 형수, 동생, 조카들이 다 현직 교장선생님이나 교사로 재직할 정도로 교육열이 높은 집안에서 태어났으니, 공부 말고 태권도를 하겠다는 아들을 좋게 봐줄 리가 없었다. 아버지는 전답을 다 팔아서라도 자식의 교육은 꼭 시키겠다고 하실 정도였다.

하지만 나는 태권도를 택했다. 아버지의 뜻을 반하는 선택이라 집에서 재정적 지원을 전혀 받을 수 없었다. 그러다 보니 도복을 구할 길이 없어서 친구가 초등학교 때 입었던 칠부 반바지 같은 것을 입었다.

이후 막일을 해서 돈을 벌어 도복을 하나 맞췄는데 정말 애지중지했다. 아버지에게 들킬까 봐 개울물에 빨아 바위 위에 말리고, 비가 올 때는 방문을 걸고 방 안에다 줄 하나를 매달아서 널었다.

하지만 꼬리가 길면 밟히는 법, 아버지에게 들켜서 많이 혼났다. 공부하라니까 사람 때리는 기술 배우러 다니냐며

반대하셨던 아버지가 도복을 보시고는 용돈을 주니까 돈 아까운 줄도 모르고 도복을 샀다며 엄청 혼을 냈다.

내가 번 돈으로 샀다고 해도 믿어주시지 않고 혼을 내길래 나는 홧김에 도복에 불을 붙였다. 아버지도 화를 참지 못하고 불붙은 도복으로 후려치는데 나는 난생 처음 아버지한테 혹독하게 맞았다.

아버지의 반대에도 불구하고 선택한 길이라 나는 태권도에 모든 것을 걸었다. 남들보다 늦게 시작한 만큼 몇 배 더 열심히 훈련에 임했다. 만년 2등 선수로 큰 성과는 없었지만 국가대표 태권도 시범단에서 단 한 번도 지각 결석 없이 성실하게 송판을 잡았다. 주연은 격파하고 조연은 송판을 잡았는데, 그 조연 생활을 6년이나 했다.

사람은 누구나 자신의 선택한 일에는 최선을 다해 책임을 지려고 한다. 나 역시 내가 선택한 태권도에 모든 것을 걸고 내 인생의 책임을 지기 위해 최선을 다해 살아왔다. 그래서 지금은 누구 못지않게 행복하다.

학창시절 초기에는 그런대로 공부를 제법 했다.

그런데 왜 그랬을까?

왜 그런 게 다 멋있어 보였을까?

나는 사춘기를 정말 혹독하게 치렀다.

선생님한테 혼날 때도 폼은 다 부렸다.

"저는 죄질이 나쁘니 열 대 맞겠습니다."

"오늘은 컨디션이 안 좋으니 세 대 맞겠습니다."

이런 식으로 매를 맞는 횟수도 내가 정하곤 했다. 그게 정말 멋있는 줄 알았다. 심지어 시험을 볼 때 주관식 객관식 문제를 확인하지 않고 답안지에 '나가라 나가라 다 나가라'만 써놓고 시험을 끝낸 적도 있다.

당연히 반 꼴찌, 전교 꼴찌를 도맡아 했다.

그 다음 꼴찌가 절친이었는데, 선생님한테 엄청 맞았다.

그나마 다행이랄까? 그렇게 맞다 보니 맞는 것에 맷집이 있다는 것을 알고 운동선수가 되기로 했다.

운동선수는 그 당시 내가 최초로 발견한 재능인 맷집을 살릴 수 있는 통로이자, 꿈을 이루기 위한 최선의 수단이었다.

다행히 그 선택이 오늘의 나를 만들었다. 지금도 내 안에 충만한 맷집 하나로 세상과 당당히 맞서고 있다.

　학창시절에 맷집 하나만큼은 자신이 있었다. 무전여행하
다 역무원한테 걸려서 허벌나게 맞고, 고2때 고3 배지 달고
다니다 선도부한테 걸려서 허벌나게 맞고, 친구들이랑 불
량 써클 만들어 활동하다 걸려서 허벌나게 맞고….

　하루는 사고를 쳐서 교무실에서 허벌나게 맞고 엎드려
뻗쳐 하고 있는데 강선생님이 그런 나를 보고 혀를 차며 한
마디 하셨다.
　"장씨들이 원래 상태가 안 좋아요!"
　그러자 마침 나와 같은 성을 가진 장선생님이 대꾸를 하
셨다.
　"쟤가 원래 강씨였는데 파리가 날아가다 똥을 싸서 장씨

가 되었답니다."

강선생님과 장선생님이 서로 성씨의 명예를 놓고 치열한 신경전(?)을 벌일 정도로 나는 골치 아픈 존재였다.

"너는 리더십이 있으니까 잘 할 거야."

그때 나를 믿어주신 담임선생님이 있었다. 어떻게든 학교생활에 적응 시키려고 나에게 이렇게 칭찬하시며 도서부장을 맡겼다.

당시는 도서관에 책이 많지 않아 각자 집에 있는 책을 가져다 읽게 하려는 목적으로 도서부장을 만들었다. 자연스레 내 임무는 친구들한테 집에 있는 책을 많이 가져오게 하는 것이었다.

도서부장이 된 나는 사명감을 갖고 솔선수범(?)했다. 우리 집은 교육자 집안이라 집에 책이 많았다. 헤밍웨이의 '바람과 함께 사라지다', 펄벅의 '대지' 등 집에 많이 있는 세계명작을 챙겨왔다.

친구들한테 압력까지 넣자 순식간에 교실에 비치된 책꽂이 몇 개를 꽉 채워 버렸다. 다른 반은 열 권도 안 되는데 우리는 셀 수 없을 정도로 많았다. 특별히 도서장부를 만들

어 빌려간 사람과 날짜, 반납한 날짜 등을 **빽빽**이 기록해야
했다.

교장선생님이 우리 반에 오셔서 장부는 보기도 전에 책
만 보고도 놀라시고는 특별히 학교장상을 주셨다.

그 학교장상 하나가 나를 참 많이 바꾸어 놓았다. 지금의
내가 있는 이유이기도 하다. 그 후로 나는 문제아에서 학교
에서 그런대로 나도 쓸모있는 존재라는 자부심을 갖기 시
작했다.

자연스레 공부에도 관심을 갖기 시작했다. 도서부장으로서
책도 많이 읽어가면서 독해력과 이해력을 키워가면서 내 안
에 있는 잠재적 능력을 찾아 성적향상도 이뤄낼 수 있었다.

"너는 리더십이 있어서 잘 할 거야."

지금도 그때 이렇게 들려주셨던 담임선생님의 한 마디를
잊을 수가 없다. 남들이 다 포기하다시피 한 문제학생을 끝
까지 포기하지 않고 내 능력을 인정해주시며 잠재능력을
키워갈 수 있도록 이끌어 주신 담임선생님만 생각하면 그
저 감사할 뿐이다.

로또를 하지 않는 이유

"일찍 망하려면 도박을 하고 서서히 망하려면 사진을 하라."

서양 속담이라는 이 말을 내가 진즉에 알았으면 인생이 좀 달라졌을까?

초등학교 때 일명 짤짤이로 시작해서, 갑오잡기 도리 짓고 땡, 고스톱을 두루 섭렵했다. 땡 잡아서 판쓸이 하면 기분은 띵호와였다.

한탕주의, 대박!

도박에 빠지다 보니 이런 것에만 관심을 갖게 되었다. 경제관념이 무너졌다.

고등학교 입학 시험 보러 가는 전 날 밤도 꼬박 새우고 벌건 눈으로 시험을 보러 갔으니 인생이 잘 풀릴 리가 만무했다.

고스톱을 쳐본 사람은 안다.

잃은 사람은 많아도 딴 사람은 없다.

아무리 판쓸이를 해도 도박해서 딴 돈은 내 것이 될 수가 없다.

요즘은 도박처럼 한탕주의, 대박을 꿈꾸게 하는 일들이 많아졌다. 주식, 경륜, 경정, 경마 등이 다 여기에 속한다. 비트코인까지 등장, 도박처럼 우리의 정신을 잠식하고 있다.

도박하는 사람들은 마누라도 자식도 전당 잡히고 한다는 말이 있다. 그만큼 한탕주의, 대박을 꿈꾸는 일은 위험에 빠질 수 있다. 하지만 세상에 공돈은 없다. 도박은 패가망신으로 이르는 지름길이다.

이런 것들을 일찍 경험한 넉에 나는 정말 좋은 약을 먹었다. 그래서 지금 내 생전에 로또는 없다.

　한탕주의, 대박을 꿈꾸는 것보다 적게 벌고 적게 먹더라도, 성실하게 벌고 아껴서 쓰며 알뜰하게 저축하면서 소소한 것에 행복을 느끼는 삶이 훨씬 좋다는 것을 일찍 알아버렸기 때문이다.

　혹자는 로또가 희망이라도 품을 수 있으니 해볼 만하다고 한다. 그 말을 절대적으로 부정하는 것이 아니다. 그렇게라도 희망을 갖는다면 나쁘다고만은 할 수 없다는 말에 동조한다. 하지만 나는 설사 그렇게 큰돈을 갖게 되더라도 그 돈을 품을 그릇이 되지 않으면 오히려 인생이 불행의 나락으로 떨어지는 것을 더 경계해야 한다고 본다. 도박을 통한 대박이나 한탕주의의 위험성을 누구보다도 잘 알고 있기 때문이다.

　주먹이 무조건 나쁜 것만은 아니다. 아무데서나 주먹을 쓰면 조폭이나 싸움꾼이 되지만, UFC나 권투에서 주먹을 쓰면 챔피언이 된다.

　쉽게 말해 싸움만 잘 해도 얼마든지 성공해서 먹고 사는 문제를 해결할 수 있는 것이다. 김기수, 홍수환, 유제두, 박종팔, 백인철, 장정구, 유명우 등 권투라는 스포츠에서 오로지 주먹 하나로 성공한 사람들도 많다.

　한때는 나도 주먹의 전설이 되고 싶었다.

　초등학교 때 세 살이나 많은 형들 하고 한 시간이 넘게

붙은 적도 있다. 하지만 그때 쓰던 주먹을 계속 그쪽으로
썼으면 지금의 나는 없었을 것이다.

다행히 태권도를 시작했고, 나는 그때부터 주먹을 쓰는
방향을 달리 했기에 오늘의 내가 있게 된 것이다.

우리 주변에는 아무리 좋은 재능을 갖고 있어도 방향을
잘못 써서 범죄자가 된 이들이 많다. 공부를 잘해 남들이
부러워하는 SKY대학을 나오더라도 방향을 잘못 써서 감옥
에 간 사람들이 부지기수다.

인생에서 중요한 것은 재능보다 그 재능을 좋은 방향으
로 쓸 수 있어야 한다는 것이다.

지금 내 재능이 향하는 방향은 어디인가?

수시로 점검하고 챙겨볼 일이다.

　읍내 방앗간에서 쌀을 빻으려면 방앗간에서 마을까지 경운기를 끌고 와서 벼를 싣고 가야 했다. 그 날은 동네꼬마들이 몇 명씩 경운기에 매달리듯이 타고 읍내에 갔다오는 날이었다.

　동네에는 차 한 대, 경운기 한 대 없을 때였으니, 방앗간 경운기 소리가 들리면 온 동네가 요란했다.

　유치원 때였다. 몇 명의 꼬마들이 경운기에 탄 채로 읍내로 가는데 나는 좀 늦어서 미처 탈 수가 없었다. 경운기는 나를 놀리려는 듯 태워주려 서는 척했다가 출발하고, 또 그렇게 반복하며 약2~3Km를 갔다.

어느 정도에서 내가 포기할 줄 알았겠지만, 나는 끝까지 포기하지 않고 따라갔다. 경운기를 몰던 어른이 혀를 끌끌 차며 결국 태워주었다.

지금도 힘들어서 포기하고 싶을 때는 그때 일을 떠올린 다. 그러면 없는 힘도 생기곤 한다.

무슨 일이든 포기하지 않으면 어떤 식으로든 결과를 이 뤄낼 수 있다. 대개 성공한 후에 뿌듯한 성취감을 줄 때가 많지만, 설사 좋은 결과를 이루지 못했더라도 이렇게 하면 성공하지 못한다는 경험이라도 쌓게 한다.

지금도 내가 무슨 일을 하면 중도에 포기하지 않고 어떻 게든 끝장을 볼 때까지 매달리는 이유가 여기에 있다.

앞
만
보
고
갈
것
이
아
니
라

동네 앞에 오백 년쯤 되는 느티나무가 있었다. 여름철에
는 그 나무에서 매미를 잡는 것을 일과처럼 여겼다.

어느 날 나는 오백 년 묵은 느티나무의 상당한 높이까지
올라갔다. 오로지 매미만 보고 올라간 것이다. 한참 오르다
보니 어느 시점에서 더 이상 올라가지도 못하고, 내려가지
도 못하는 상황에 처했다. 주변을 둘러봐도 누구 하나 도와
줄 사람이 없었다. 순간적으로 공포가 밀려왔다.

"그래, 죽더라도 내려가면서 죽어보자."

나는 이런 생각으로 공포를 이겨내고 겨우 용기를 내서

무사히 내려왔다.

나는 선천적으로 목표지향적인 성격이 아닌가 싶다.

무슨 일을 하면 뒤는 생각하지 않고 앞만 보고 가는 것이다. 매미를 잡겠다는 생각으로 내려올 것은 생각도 않고 무작정 오르기만 했던 것처럼.

지금은 이런 성격을 알기에 일부러 다음을 생각하는 습관을 들였다. 무조건 앞만 보고 가는 것이 좋은 것만은 아니라는 것을 경험으로 체득했기 때문이다.

가끔 주변을 둘러볼 줄 알아야 한다. 세상일은 앞에만 펼쳐져 있는 것이 아니라 좌우와 뒤에도 펼쳐져 있다. 앞만 보고 가다가는 이런 것들을 제대로 보지 못하고 실패할 확률이 높다.

포기란 없다

군대에서 말년 병장 때 혹한기 훈련 중이었다. 완전군장에 M60 사수였던 나는 10.432kg 람보가 들었던 총을 메고 산길을 걸어야 했다.

눈이 쌓여 있는 곳을 밟았는데 눈 밑에 얼음이 있었다. 추위에 손이 너무 시려워 주머니에 넣은 상태에서 약 40kg 정도의 완전군장 무게를 싣고 얼음장에 부딪혔다. 순간적으로 집채만한 별이 눈 앞에 왔다 갔다 했다. 군의관은 부대로 복귀하라고 했다. 하지만 내 생에 포기란 없었다.

"그냥 치료해 주시면 끝까지 훈련에 임하겠습니다."

완강한 나를 꺾을 수 없었는지 군의관이 어이없다는 표

정을 지으며 말했다.

"의약품이 없다."

"그럼, 뭐가 있습니까?"

바늘과 실밖에 없다고 했다. 그래서 나는 어떻게든 꿰매달라고만 했다. 눈 밑에 찢어진 곳을 마취도 않고 꿰매기 시작했다. 얼굴은 피범벅인데 눈 하나 깜짝 안 하니까 군의관이 혀를 찼다.

"군의관 십여 년에 너 같은 독종은 처음 본다."

나는 언제나 내 인생에서 포기란 없다는 오기로 버텼다. 이것은 나의 신념이자 내 인생의 든든한 버팀목으로 작용하고 있다.

초등학교 때 친구였던 유병갑을 존경한다.

실과 시간에 했던 만들기에서 뛰어난 솜씨를 보였던 친구다.

그때는 각 반마다 청소구역이 있었는데 우리 반 구역 중에는 울타리 옆에 있는 화장실이 있었다. 화장실 옆에는 긴 배수구가 있었는데 이곳을 청소하기가 가장 난감했다. 물이 고여 있었는데, 화장실에서 흘러든 똥물이 합쳐지니 엄청 더러웠다. 그때는 추운 날씨였고, 빵봉지와 담배 꽁초 등 쓰레기가 상당히 많이 쌓여 있었다. 낙엽까지 쌓여 있으니 청소구역 치고는 정말 지옥 같은 구역이었다. 저마다 막대기 하나씩 갖고 상체를 숙여 쓰레기를 건져내려 했지만 정말 어려웠다.

그때 누가 시키지도 않았는데 맨발 벗고 하수구 똥물에 뛰어든 친구가 유병갑이다. 도구도 없이 이쪽 끝에서 저쪽 끝까지 손으로 갈퀴처럼 쓱쓱 긁어서 쓰레기봉투에 담으니 끝이었다. 불과 오 분도 안 걸려 청소 끝이었다.

그때 친구들은 그 모습을 그냥 보아 넘겼지만 나에게는 그 순간 유병갑이 최고의 영웅이었다. 그 당시 TV드라마로 인기를 끌었던 '육백만 불의 사나이'보다 더 멋있어 보였다.

나는 지금도 무슨 일을 할 때 유병갑이라는 친구처럼 자신을 희생하며 먼저 실천하는 사람을 존경한다. 그래서 나 역시 무슨 일을 할 때는 말보다 먼저 실천을 하려고 노력한다. 적어도 유병갑이라는 친구처럼 하려고 노력하고 있다.

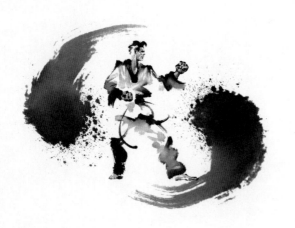

잊지 못할 순간   5부

기다리는 여인의 모습

필리핀에서 태권도 선교사로 있다가 잠깐 귀국해서 부모님을 뵈려고 고향을 다녀오는 길에 서울역에서 내렸다. 한겨울, 그것도 새벽 네 시 반쯤 대중교통도 안 다니는 시간이었다.

그때 뒷모습과 옆모습이 살짝 보이는 모습이 정말 아름다웠던 여인, 그때는 그 여인이 내 평생 동반자가 될지는 꿈에도 몰랐다.

저렇게 예쁜 여인이 내 여자였으면 좋겠다는 생각이 들었다. 그런데 그 여인이 바로 나를 마중 나온 여인이라니?

나는 지금도 그 순간을 잊을 수 없다. 황홀한 듯이 가슴 뛰던 설렘을 어찌 잊을 수 있겠는가?

학창시절의 해무리

중학교 체육시간에 모두들 축구를 하느라 정신이 없었
다. 그때 누군가 외쳤다.

"와! 하늘 좀 봐!"

하늘에는 해무리가 장관을 이루고 있었다.
맨 처음 자연에 매료된 순간이었다.
살면서 힘든 일이 생길 때마다 그 장관을 떠올리면 나도
모르게 몸과 마음이 편안해지는 것을 느낄 수 있었다.

그 순간을 나는 잊지 못한다.

필리핀에서 일본인 의사와 함께 의료봉사와 태권도 봉사를 할 때의 일이다. 산지족들에게 가기 위해 밤새도록 걸어야 했다.

몇 시간을 걸었을까?

산을 가로지르는 큰 강을 만났다. 모두가 불안해 할 때 태권도복을 입은 내가 먼저 강에 들어섰다. 물이 허리춤까지 왔다.

그 순간 너무 아름다운 광경에 심장이 멎는 줄 알았다. 눈 앞에 펼쳐진 장엄한 풍경, 크리스마스 트리처럼 생긴 20미터는 되어 보이는 큰 나무에 반딧불이가 깜빡거리고 있었다. 전 세계 반딧불이가 다 모여 있는 것만 같았다.

"하늘이 하나님의 영광을 선포하고 궁창이 그의 하시는 일을 나타내는도다."

절로 감탄이 터져나왔다. 그때 고백이 성경 시편 19편이 아니었을까?

나는 지금까지 그 순간을 잊지 못하고 있다.

샨
지
바 섬
의
전
경

아프리카를 50일간 여행할 때 일이다. 탄자니아에 '샨지
바'라는 섬에 갔을 때다.

한 해안가에 갔는데 부드럽고 고운 모래도 그렇지만 바
다 색깔이 정말 아름다웠다.

파도가 밀려오면 수만 마리 정도의 갱조개가 입을 다물
고, 파도가 밀려가면 입을 벌리고 하는데, 수많은 심벌즈를
동시에 벌렸다 쳤다 하는 것처럼 장관을 이뤘다.

썰물이 시작되었을 때 그 아름다운 바다색깔이 무엇 때
문인지 알고 싶어서 물이 빠지는 먼 곳까지 가보았다. 그곳
에는 수초, 미역, 불가사리 등이 모래와 돌과 조화를 이루
고, 그 중에서도 특히 성게와 산호초가 하나가 되어 장관을

연출하고 있었다.

　이것들은 한결같이 눈으로 볼 때는 아름답기만 하지만, 그 속에는 자신을 지키려는 독한 무기를 갖고 있었다. 맨발로 걷다 보니 성게의 가시가 바늘로 찌르는 것보다 더 큰 고통을 준다는 것을 알 수 있었다. 물속에서는 꽃보다 보석보다 아름답게 빛나는 산호초가 실상은 유리조각보다 날카롭고 면도날보다 더 예리하다는 것을 알 수 있었다.
　산호로 된 방파제 근처에는 상어가 아예 오지 않는다고 한다. 산호에 배가 스치면 그대로 찢어지기 때문이란다.
　오죽하면 천 리 길 낭떠러지나 화염 쌓인 불 속이나 가시밭길, 깨진 유리밭길은 맨발로 걸을 수 있어도 산호초 위는 걷지 못할 것이라는 생각이 들 정도였다.

　썰물 끝자리에는 바다 이쪽에서 저 쪽까지 끝도 안 보이는 산호로 이뤄진 방파제가 환상을 이루고 있었다. 그 산호 방파제에 집채보다 더 큰 파도가 부딪쳐서 하늘로 치솟는데, 바닷가에서 철썩거리는 파도는 간에 기별도 안 올 정도로 위대하고 장엄했다.

　지금도 그 장관은 결코 잊을 수 없다.

아프리카 우간다에는 '머치슨 폭포'가 있다. 시내에서 많이 떨어져 있어 하룻밤을 캠핑장에서 자고 가야 한다. 가는 길에 자연 사파리가 환상적이다.

"자, 이제 사진 몇 커트 찍었으니 출발합시다."

이틀에 걸쳐 도착했는데 가이드의 말이 너무 한다 싶었다.

"왜 빨리 가야죠?"

그랬더니 한국 사람들은 모두가 사진 몇 장만 찍고 그냥 가기에 한 말이란다. 시간은 급하지 않다는 것이다. 그래서 좀 더 머무르다 가자고 했더니 얼마든지 그렇게 하라고 했다.

폭포가 떨어지는 곳으로 가서 바라보니 정말 장관이었다. 백 미터가 넘는 높이에서 물줄기가 동굴처럼 뚫어진 바위 속을 휘감고 떨어졌다.

"원더풀! 뷰티풀!"

무지개가 뜨고 물보라가 풀잎에 이슬처럼 맺혔다. 폭포수를 머금고 생기 있게 하늘을 향하여 치솟은 아름다운 수목들!

엄청난 폭포수!

그렇게 몇 시간을 사진 찍고 글 쓰면서 시간을 보냈다.

여행은 기념 사진 찍으러 가는 것이 아니고 즐기며 누리려고 가는 것이다. 아름다움과 추억은 사진에 남기는 것이 아니고 가슴에 새기는 것이다. 지워지지 않는 기억 속에 영상으로 새기는 것이다.

내 인생에 이처럼 넉넉하고 풍성하게 아름다움을 감상한 일은 많지 않았다.

고3때 교내 마라톤 대회에서 권투선수였던 백종찬이 1등, 태권도를 하던 내가 2등을 했다.

"1등, 2등 둘 다 내 제자입니다."

그때 1학년, 2학년, 3학년 담임선생님들이 다들 이렇게 자랑하셨다. 사고뭉치들이 나름대로 재능을 보이자 칭찬을 해주신 것이다. 사고를 칠 때마다 참 많이 맞았지만 그런 것들이 다 스승의 사랑이라는 것을 느낄 수 있었다.

우여곡절 끝에 졸업을 하고 교문을 나서는데, 선생님께서 에세이집 하나를 사들고 서계셨다. 졸업식 끝나고 그냥 가면 못 만날까 봐 교문에서 선물을 주려고 기다리셨다는 것이다.

감동, 감동!

정말 눈물이 날 뻔했다.

내가 무사히 졸업하니 선생님도 기쁘다고 하셨다.

우리 멋진 김사빈 선생님, 언젠가 성공하면 〈TV는 사랑을 싣고〉 이런 프로그램에 꼭 모시겠습니다.

사랑합니다.

존경합니다.

선생님이 계셨기에 오늘의 제가 있습니다.

그러고 보니 오늘날 내가 있기까지 분에 넘치는 사랑을 주신 분들이 참 많이 계셨다.

그 중에 최고의 선물을 주신 김사빈 선생님을 결코 잊을 수 없다.

나도 김사빈 선생님 같은 스승이 되기 위해 모든 제자들에게 정성과 사랑을 쏟고 있다. 그래봤자 선생님의 깊은 사랑에는 미치지 못할 줄 알지만, 나름대로 열심히 노력하고 있다.

영화 〈파파로티〉에는 성악에 재능을 갖고 있는 조폭학생을 음악 선생님이 개과천선 시키는 이야기가 나온다. 우여곡절 끝에 외국에 유학을 가서 성공하고 돌아온 학생이 자신의 콘서트에 선생님을 초대해서 먼저 선생님의 인생 스토리를 잠깐 소개한 후에 감동을 주는 대사를 한다.

"오늘의 저를 있게 만든 그 양반이 바로 우리 샘입니다."

청중들의 우레와 같은 박수가 끝나자 학생은 이렇게 말한다.

"마지막으로 제가 제일 좋아하는 노래 한 곡 하겠습니다."

그리고는 성악 콘서트 자리에 맞지 않게 선생님이 평소에 즐겨 부르던 노래를 부른다.

그대 내게 행복을 주는 사람
내가 가는 길이 험하고 멀지라도
그대 내게 행복을 주는 사람

나는 울보다. 노래를 듣다가, 영화를 보다가 감동을 받으면 금방 눈물을 흘린다.

그 장면에서, 그 노래를 들으며 눈물을 흘리는 정도가 아니라 뜨거운 눈물이 솟구치는 것을 주체할 수 없었다.

이런 스승, 이런 제자! 지난 이십여 년 동안, 올림픽이나 세계선수권대회에서 금메달을 따고, 스승의 품에 안겨 우는 장면들을 무수히 많이 봐 왔다.

애국가가 울려 퍼지고 메달이 수여되는 약 삼 분 남짓의 시간, 그 감동의 드라마를 연출하기 위해서 스승과 제자들은 생을 건 도전을 한다고 해도 과언이 아니다. 자신의 삶에 모든 것을 거는 삶은 우리에게 큰 감동을 준다. 성공은 혼자서만 이룰 수 있는 일이 아니다.

 아무리 재주가 좋아도 그것을 발굴하고, 개발하고, 지지하고, 멘토링 해주는 스승이 없으면 최고가 되기 힘들다. 사람은 스승을 잘 만나야 한다.
 아울러 스승은 자기를 기억해주는 제자를 잘 만나야 한다. 최고가 된 다음에 자신이 잘났다고 스승을 몰라보는 제자들이 얼마나 많은가?

 나는 지금도 영화 〈파파로티〉가 준 마지막의 감동적인 장면을 잊을 수 없다.

꼭 다시 만나고 싶은 분

승마로 세계에서 유일하게 박사학위를 받은 김병곤 박사님을 꼭 다시 만나고 싶다.

그 분은 허리를 다쳤을 때 나를 찾아오셨다. 지인들에게 우리나라 허리 치료의 절대고수를 소개해 달라고 문자를 보냈더니 백 명쯤의 명단이 왔다고 했다. 그 중에 나를 선택했다는 것이다.

나를 만나고 단 한 번에 허리가 좋아져서 이틀 후에 골프 시합을 했을 정도였다고 한다.

내게는 더할 수 없는 영광이니 감사할 따름이다.

"수술은 성공적으로 끝내도 평생 장애인으로 살아가야
합니다. 뼈를 연결하려면 대부분의 신경을 끊어야 되기 때
문에 그렇습니다."

이전에 그는 수상스키를 타다가 물에 떠내려오는 통나무
를 미처 못 보고 부딪힌 발뒤꿈치 뼈가 여덟 조각이 나는 대
형사고를 겪었다고 한다. 당시 수술을 집도한 의사의 절망
적인 통보를 받고 애원했다고 한다.

"의사선생님, 수술만 잘 끝내 주면 3개월 내에 양복 입고
구두 신고 찾아오겠습니다."

"제발 미친 소리 하지 마세요. 그건 절대 불가능한 일입
니다."

이런 절망적인 상황에서도 그는 수술 후 열흘 만에 실밥
뽑고, 비닐로 발을 감싸 물이 들어가지 않게 테이핑을 한
후, 수영장에서 부력을 이용한 재활훈련을 한 다음에 제 발
로 걸어서 의사 앞에 나타났다고 한다.

그는 그 자리에서 의사선생님에게 통보하듯 말했다고 한
다.

"당신은 의사로서 자질이 없습니다."

그동안 수술을 잘 해서 명의는 되었을지 모르지만, 그 못
지않게 많은 사람에게 희망을 주지 못하고 장애인으로 만
들었으니 의사 자질이 없다며 항변했다는 것이다.

그는 바로 사표를 내고 미국으로 공부하러 갔다고 한다.

운동생리학, 승마 박사님!
신경은 끊어져도, 몸을 움직이는 것은 근육이라는 신념을
증명해 보인 분!
그 승마 박사님을 꼭 다시 만나고 싶다.

어떤 사람이 엄청 크고 아름다운 다이아몬드에 반해서
고가에 구입했다. 크기와 색깔에 매료되어서 고가에 샀는
데, 나중에 보니까 잘 보이지 않은 부분에 금이 가 있어서
망연자실 한숨만 팍팍 쉬고 있는데 아내가 물었다.

"왜 그러세요?"

"보기에 좋아서 사왔더니 이 부분에 살짝 금이 가 있네.
다시 물릴 수도 없고, 기분이 좀 그러네."

남편이 상심한 표정으로 사실을 이야기했더니 아내가 말
했다.

"그 다이아몬드 저에게 맡겨주세요."

그는 아내가 지혜로운 걸 알기에 두말없이 넘겨주었다.

아내는 다이아몬드를 갖고 세계적인 조각가 아티스트한
테 갔다. 그리고 금이 간 부분의 선을 이용하여 아름다운
장미를 한 송이 새겼다.
다이아몬드 가치는 한 순간에 수십 배로 상승했다.
남편은 사랑할 수밖에 없는 아내의 매력에 폭 빠져들었
다고 한다.

나는 지금도 짧지만 강한 인상을 남긴 '현명한 아내'의 이
야기를 잊을 수 없다.

태권도복과
세계인의 눈빛

아프리카 잔지바 섬에서의 일이다.

태권도 사진을 촬영하려고 도복을 입고 나름 멋진 포즈를 취하고 있었다. 그때 남아프리카에서 왔다는 여자가 다가와서 말을 걸었다.

"태권도를 너무 배우고 싶습니다."

나는 그 자리에서 바로 가르쳐주고 금방 친해졌다.

태권도복이 갖는 힘은 매우 크다. 외국에서는 도복을 입은 것만으로도 코리아를 대표하는 사람이 되곤 한다. 태권도복이 갖는 권위 덕분에 굳이 경호원도 따로 둘 필요가 없다.

나는 태권도복을 입는 것이 가장 잘 어울리고 친숙하다. 수십 년을 입었으니 그럴 법도 하다.

결혼할 때 도복을 입고 하려고 했는데 많은 사람들이 반대를 해서 수포로 돌아갔다. 죽을 때도 입고 싶은 옷이 도복인데, 과연 소원처럼 될지는 아직 미지수다.

태권도복을 입고 있을 때 나를 바라보는 세계인들의 선망어린 그 눈빛을 나는 잊을 수 없다.

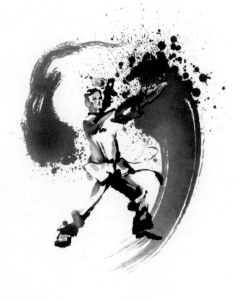

몸맘 살리기 기초 다지기 부록

첫째는 무조건 비전을 가져야 한다. 이 책을 보시는 분들
은 일단 비전을 가졌다고 보기에 여기에서는 그 다음 단계
부터 10가지를 제시하고자 한다.

1. 호흡 (영성 훈련)

우주의 기운을 제일 많이 얻고 몸 안에 죽은 기운을 제일
많이 버리는 일이다. 무용, 무술, 음악, 스포츠 등 모든 것에
정점은 호흡을 잘 다스려야 된다.

정적인 호흡 훈련법으로는 ①양반다리로 앉아서, ②무릎

꿇고 앉아서, ③누워서, ④엎드려서 등이 있다.

영성 훈련에 관련된 호흡과 관련된 성경일기로 다음과
같은 말씀이 있다.

> 다윗은 온 회중에게 이르되 너희는 너희 하나님 여
> 호와를 송축하라. 하매 회중이 그 열조의 하나님 여호
> 와를 송축하고 머리를 숙여 왕에게 절하고~
>
> - 엎드려 절하기(역대상 29장20)

2. 버리기

삿된 기운, 노폐물, 스트레스, 체지방, 부정적인 생각(불
신앙)을 버려야 한다.

훈련방법은 줄넘기, 크로스, 컨츄리(산악훈련 경사면이
최고) 등이 있다.

3. 바꾸기

안 된다를 된다는 생각으로, 양의 체질을 음의 체질로(코
드전환), 지금껏 에너지를 다 바꾼다.

4. 내적인 것을 깨우기

기계는 쓸수록 마모되지만 몸은 쓸수록 고급이 된다. 운동을 통해 내적인 것을 깨우기 위해 노력한다.

5. 자세교정

몸, 습관, 체질개선, 기본동작, 기본품새, 기본발차기, 기초체력을 키우기 위해 노력한다.

6. 쌓기

근육의 파워, 스피드, 테크닉, 내공을 쌓기 위해 노력한다.

7. 정중동

고요한 가운데 움직임이 있다. 뼈대를 세우고 해보자. 고난이도 훈련이며 이것이 주훈련이어야 한다.

8. 공수훈련

스타일 만들기, 어디가 적합한가, 여기서 호신술까지 다 배운다.

나는 경기 스타일인가, 시범 스타일인가, 지도자 스타일인가가 결정난다.

여기서 작전(전략 전술) 훈련까지, 깊은 연구분석을 이룬다.

9. 정신력 훈련

극기훈련, 사점 경험하기(데드포인트)

10. 대체의학

스포츠 마사지, 카이로 프랙틱, 섭생(음식)이 다 되면 현장훈련을 한다.

태권도 동작으로 박수

인체에 감각세포가 500만 개 이상인데 손에만 200만 개 이상이 있다고 한다. 손에 3분의 1 이상의 감각 세포가 있다는 것이다.

손바닥을 힘 있게 마주 칠 때마다 약 4000개의 건강한 세포가 생겨난다고 한다. 강사들이 삼삼칠 박수부터 물개 박수, 심지어 인민군 박수까지 시키는 이유가 여기에 있다.

이런 박수가 아쉬움이 남는 것은 그냥 박수로 끝난다는 것이다. 이왕 박수를 칠 바에야 재미있고 유익하게 운동으로 하면 어떨까?

다리 올리면서 허벅지 아래로 박수치기

2인 1조로 서로의 손바닥 밀치기

이런 동작은 조금 숙달되면 등 마주 대고 허리 회전하면서 박수치기로 발전할 수 있다.

단순한 액션은 금방 지루해지기에 활동적인 액션이 필요하다. 흥미도 있고 운동량도 많기에 큰 효과를 얻을 수 있다.

태권도 동작으로 박수치기

팔굽으로 손바닥 치기 - 고려품새 - 정권 주먹으로 손바닥치기 - 고려품새 - 메주먹으로 치기 - 지태 손등주먹으로 손바닥치기 - 천권품새 터닝하면서 발로 손바닥치기 - 태극 7장의 한수품새에 발로 손바닥 치기

음악에 맞춰서 하면 더 재미있다. 운동도 되고 흥미도 있고, 무엇보다 남녀 누구나 할 수 있어서 더욱 좋다.

이 단계까지 온 사람은 이미 고수다. 혹자들은 관절 약해
져서 어떻게 점프를 하겠냐고 한다.

금강 품새 같다는 사람들이 난이도가 높다고 9단 품새로
바꾸자고 했다가 어른들한테 욕먹었다고 한다.

품새 좋은 것을 뽑아서 기존 품새에 넣자고 한 지가 이십
년이 넘었다. 그런데 넣지 못하는 것은 다 그만한 이유가
있다. 동작은 화려한데 무술에 비밀이 없다.

일여품새는 준비동작부터 범상치 않다

"사범님, 혹 일여품새를 아시나요?"

9단이니까 이미 알고 있겠지만 일부러 질문했다. 알기는 하는데 시범을 보이거나 가르칠 기회가 없었다고 했다. 배우러 간 자리라 팔굽돌려치기로 삼두근을 10번을 맞아주었지만 일여품새의 진면목이 아니었다. 실망할 수밖에 없는 자리였다. 그만큼 일여품새는 아무나 할 수 있는 동작이 아니다.

일여는 비밀스러운 코드다. 3년 품새에도, 겨루기에도, 격파에도 그 어디서도 찾을 수 없었다.

태권도 초급자 과정은 아래 막기부터 내공 기감 훈련이 들어있다. 모든 품새는 틀을 정해놓고 그 라인을 따라 움직이게 설계되어 있다. 일여품새는 불교의 만(卍)자를 그려놓고 그 틀에 따라 움직임을 만들었기 때문에 처음부터 동작 수행을 마칠 때까지 왼쪽으로만 돌게 되어 있다.

나는 3년을 밤낮으로 일여품새만 했다.
일여품새만큼은 나보다 수련을 많이 한 사람은 별로 없을 것이라 생각한다.

태권도 아침체조

마사지에는 경락 밀어주고(쓸어주기), 지압 눌러주고, 돌려주고, 스트레칭 하듯이 늘려주기, 두드려주기가 있다.

하루 오 분이라도 마사지에 투자하자. 오 분은 짧은 시간이지만 마사지에서는 정말 큰 힘을 발휘한다.

지금부터 하루 오 분, 호흡 액션 순으로 마사지 기본을 배워보자.

1단계

손을 뻗은 상태에서 손끝부터 겨드랑이 림프 쪽으로 쓰다듬어주자.

반대 손도 동일하게 골반부터 배꼽을 기점으로 상체의 반을 림프 쪽으로 쓰다듬자.

허리 쪽은 열중쉬어 자세에서 손목을 잡은 상태로 척추선을 따라 올라가는 데까지 올려주자.

척추 기립근도 한쪽씩 동일하게 손이 안 닿는 등쪽은 타월을 이용해서 비벼준다.

다리는 발가락 끝부터 서혜부까지 앞뒤로 쓰다듬어 준다.

상체를 숙여서 해도 좋지만 의자 같은 곳에 한 발을 올려놓고 해도 좋다.

얼굴, 목, 두피는 머리 감고 세수할 때처럼 하자.

2단계

동일한 요령으로 방법만 바꿔서 손끝으로 눌러준다

손바닥으로 비벼준다

복부나 가슴 같은 넓은 부위는 양손 바닥을 겹쳐서 시계 방향으로 크게 돌려주면 좋다.

3단계

손끝부터 손바닥으로 온몸을 툭툭 쳐준다.

가볍게 두드리듯이 쳐주면 잠자는 인체 에너지가 깨어난다.

조금이라도 전문성이 있는 사람은 근육의 결대로 12경락과 임맥, 독맥을 따라 시행하면 더 좋다.

이 다음에 스트레칭을 해주면 몸이 확 달라진다.

쓰다듬고, 비비고, 두들기고, 스트레칭 해주고, 그렇게 몸은 사랑을 받으면 살아난다.

건강하게 반응한다.

하루 오 분, 에너지를 깨우는 최고의 방법이다. 건강관리의 최고의 비법이다. 2주만 지속해도 확 달라진 몸을 느낄수 있을 것이다.

하루 오 분
내공 쌓기 훈련

태권도로 내공만들기

　내공은 몸맘에 충만한 힘이다. 내공이 충만한 사람은 덩치는 작아도 당차고 자신감이 넘치는 강골처럼 보이지만, 내공이 부족한 사람은 아무리 덩치가 커도 힘이 없고 자신감이 없는 약골처럼 보인다. 괜히 가만히 있어도 누구도 쉽게 넘보지 못할 것 같은 기운을 풍기는 사람과 아무리 용을 써도 만만해 보이는 사람의 차이는 바로 내공에 있다.

　내공은 내 능력 이상의 힘을 쓰게 하는 일종의 초능력 같은 힘을 말한다. 나를 나답게, 누구도 쉽게 넘보지 못할 당당한 사람으로 만드는 힘이 곧 내공인 것이다. 따라서 우리는 나답게 살기 위해서라도 평소에 나의 몸맘을 내공으로 충만하게 채워나가야 한다.

내공 쌓기 훈련은 어렵지 않다.

하루 오 분이면 충분하다.

1단계 :

두 발을 어깨보다 조금 넓게 해서 바로 선다.

무릎을 굽힐 수 있는 한도까지 굽힌다. 가능한 무릎 높이까지 굽히면 좋지만, 처음부터 할 수 없으니까 연습해가며 차차 내려가도록 한다.

그 상태에서 하복부에 힘이 들어가는 것을 느낀다.

두 팔은 앞으로 자연스럽게 취해 균형을 유지하며 온몸으로 기를 느낀다.

온 몸에 기가 충만해 짐을 느낀다.

2단계 :

두 발을 차려 자세로 선다.

한 발을 들어올려 다른 발의 무릎까지 오도록 해서 외발로 선다.

두 팔은 자연스럽게 움직이며 태권 동작의 한 손 찌르기 자세나 자유자재한 자세를 취한다.

자세를 반대로 바꿔서 똑같이 한다.

몇 차례 반복하며 온몸에 기감이 충만해짐을 느낀다.

3단계 :

두 발을 어깨 넓이로 벌리고 서고 주먹을 쥔다.

왼발을 45도 앞으로 내뻗으며 살짝 굽히고, 오른발은 뒤쪽으로 지탱해 준다.

왼팔은 주먹을 쥔 손등이 하늘을 향하게 해서 가슴 위로 들어 올리고, 오른팔은 손등이 땅을 향하게 해서 앞으로 내지르기 하며 자연스레 주먹과 교차하게 한다. 교차하는 주먹 사이에 충만한 기감을 느낀다.

자세를 반대로 바꿔서 똑같이 한다.

몇 차례 반복하며 온몸에 기감이 충만해짐을 느낀다.

4단계 :

3단계와 같이 두 발을 어깨 넓이로 벌리고 서서 주먹을 쥔다.

왼발은 45도 앞으로 내뻗으며 살싹 굽히고, 오른발은 뒤쪽으로 지탱해 준다.

왼팔은 주먹을 쥔 손등이 왼쪽을 향하게 하고, 오른팔도 주먹을 쥔 손등이 오른쪽을 향하게 해서, 두 팔을 배 부위에서 X자로 교차하게 내지르며 기감을 느낀다.

태권 동작의 아래 막기 자세와 같다.

주먹을 쥔 두 팔이 가슴 부위에서 X자로 교차하게 내지르며 기감을 느낀다. 태권 동작의 가슴 막기 자세와 같다.

주먹을 쥔 두 팔이 머리 위에서 X자로 교차하게 내지르며 기감을 느낀다. 태권 동작의 머리 막기 자세와 같다.

발 자세를 바꿔서 똑같이 한다.

몇 차례 반복하며 온몸에 기감이 충만해짐을 느낀다.

5단계 :

두 발을 어깨 넓이로 벌리고 선다.

두 손바닥에 둥근 공을 잡은 것처럼 해서 가슴 위로 들어 올린다.

태권 동작의 통밀기처럼 통을 밀었다 당겼다 하는 자세를 취한다.

연속 동작으로 몸을 왼쪽으로 틀며 왼발을 45도로 내딛고 두 손바닥에 둥근 공을 잡은 것처럼 해서 밀었다 당겼다 한다.

발과 팔의 자세를 반대로 바꿔서 똑같이 한다.

연속 동작으로 두 팔을 가슴 부위에서 X자로 교차하면서 왼팔은 아래 막기, 오른팔은 머리 막기 자세를 취한다. 아주 천천히 두 팔이 교차하는 과정에서 온몸에 기감을 느낀다.

발과 팔의 자세를 반대로 바꿔서 똑같이 한다.

동작을 천천히 하면서 아주 힘있고 박력있게 할 때 충만한 기공을 느낄 수 있으며 그 과정을 통해 자연스럽게 몸맘에 내공 쌓기가 이뤄지는 것을 느낄 수 있다.

드러난 그대로가 건강의 보증수표입니다.
건강하고 싶으면 건강한 사람을 따라야 합니다.

"몸이 아픈 사람을 보면 거의 다 근육이 뭉쳐 있습니다.
근육이 뭉친 사람을 보면 굉장한 스트레스를 받고 있습니
다. 즉 마음이 아프니까 몸도 아프고, 몸이 아프니까 마음
은 더욱 아픈 상황이 계속 반복되는 거지요. 따라서 건강하
고 행복하게 살고 싶으면 아픈 몸도 치유해야 하지만, 아픈
마음도 함께 치유해야 합니다. 제가 '태권도 테라피 몸맘 살
리기'를 운영하는 이유가 여기에 있습니다."

극심한 스트레스로 양어깨가 심하게 뭉쳐 더욱 힘들 때
였습니다. 처음 만났을 때 '태권도 테라피 몸맘 살리기'의
취지를 설명하며 내 표정을 살피고는 조심스럽게 몸 상태
를 묻더군요. 일부러 고객을 응대하느라 밝게 웃었지만, 몸

이 '나 아퍼!'라고 말하는 것을 들었나 봅니다.

평소에 앉아서 일하는 게 많아 허리가 자주 아픈데, 요즘은 스트레스가 심해 어깨까지 아프다고 했더니 얼른 자리에 누워보라고 했습니다. 그리고 어깨와 허리의 뭉친 곳을 슬슬 주물러 주는데 온몸이 확 풀리기 시작했습니다. 한 시간 정도 마사지를 받고 나니 몸이 정말 가뿐해졌습니다.

"태권도를 오래 해서 경락을 잘 알아서 그런 건가요?"

"글쎄요, 그런 것도 있겠죠?"

"그렇다면 태권도를 오래 하면 저절로 배울 수 있는 건가요?"

"글쎄요, 과연 다 그럴 수 있을까요?"

"그렇다면 이 비법이 뭘까요?"

"그것을 어떻게 간단한 몇 마디로 다 말할 수 있을까요? 그래서 틈틈이 글을 썼고, 책을 내려고 하는 거지요."

그러고 보니 미리 읽고 온 '태권도 테라피 몸맘 살리기'의 내용들이 새록새록 떠올랐습니다. 마사지 테라피, 마사이 워킹법, 태권도 내공 쌓기, 건강한 호흡법 등등.

원고만 접할 때는 '이런 게 있구나'라고 생각했는데, 저자를 만나 직접 체험해보니 그대로 뭔가 몸에 새겨지는 것을 느낄 수 있었습니다. 그때 제가 체험해서 효과를 입증한 것이 이 책에 구체적으로 들어 있기에 강력히 추천합니다.

이 책은 '태권도 테라피 몸맘 살리기'의 입문서입니다. 건강에 대한 내용은 워낙 중요하고 그만큼 방대한 작업을 거치는 일이라 모든 내용을 한 권의 책에 모두 담을 수 없었음을 아쉬움으로 달랩니다.

이 책은 먼저 쉽게 이해하고 받아 들일 수 있는 이야기들로 구성했습니다. 책을 읽으면서 간단한 것은 직접 실천해보는 것도 중요하지만, 그것만으로 부족하다 느끼신다면 저자를 직접 만나 한 가지만이라도 체험을 해보는 것이 더 확실한 효과를 얻는 길이라 생각합니다.

  지금 당장 몸이 아파서 불편한 이들에게 적극적으로 권합니다. 각종 성인질환, 또는 극심한 스트레스로 몸과 맘이 지친 이들에게, 백세시대를 앞두고 건강한 노후생활을 추구하는 이들에게도 좋은 건강의 지침서가 될 것이라 믿습니다.

  모쪼록 이 책을 통해 아픈 사람이 홀홀 털고 일어나고, 생활에 지친 이들이 몸맘의 건강을 찾을 수 있기를 기원합니다.

출판이안 대표 이인환